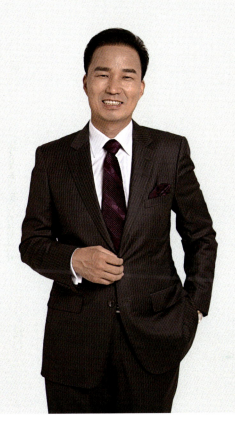

朱坤福先生风采

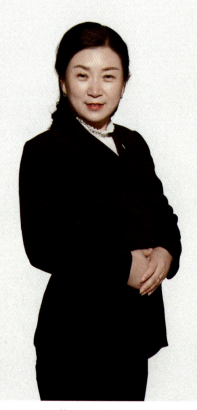

祝蕾女士风采

ZHONGYI
JIAONICHICHU
MIANYILI

中医
教你吃出免疫力

- 探寻远离疾病的终极密钥,洞见不药而愈的免疫真相。
- 均衡膳食改善免疫力,全面营养提高生命力。

朱坤福 祝蕾 ◎ 著

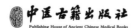
中医古籍出版社
Publishing House of Ancient Chinese Medical Books

图书在版编目（CIP）数据

中医教你吃出免疫力／朱坤福，祝蕾著.—北京：中医古籍出版社，2023.01
ISBN 978-7-5152-2599-9

Ⅰ.①中… Ⅱ.①朱…②祝… Ⅲ.①免疫-食物疗法 Ⅳ.①R247.1

中国版本图书馆 CIP 数据核字（2022）第 226454 号

中医教你吃出免疫力

朱坤福　祝　蕾◎著

责任编辑：	王益军
封面设计：	新联网传媒有限公司
出版发行：	中医古籍出版社
社　　址：	北京市东城区东直门内南小街 16 号（100700）
电　　话：	010-64089446（总编室）010-64002949（发行部）
网　　址：	www.zhongyiguji.com.cn
印　　刷：	三河市三佳印刷装订有限公司
开　　本：	859mm×1168mm　1/32
印　　张：	9.75
字　　数：	200 千字
版　　次：	2023 年 1 月第 1 版　2023 年 1 月第 1 次印刷
书　　号：	ISBN 978-7-5152-2599-9
定　　价：	59.00 元

前言 FOREWORD

在日常生活中，人们总是有这样那样的不适，咳嗽、流鼻涕、挥之不去的流行性感冒、断不了根的肠胃病……有些人很快就能战胜这些疾病，但有些人恢复却很慢，甚至恢复不了，这是什么原因呢？其实，这是免疫力在发挥作用。

2020年以来，一场突如其来的新型冠状肺炎肆虐全球，"免疫力"这个词被越来越频繁地提及和谈论。因为目前针对新型冠状病毒还没有特效药，患者大多是靠自身免疫恢复健康。而对未被感染的人来说，除了尽量减少外出、正确佩戴口罩、勤洗手之外，提高自身免疫力也有助于最大限度地降低感染的可能性。

那么，到底什么是免疫力呢？

免疫力是指人体自身的防御能力，也就是当人体受到病原微生物（包括细菌、病毒等）侵袭时，免疫系统对外来致病物质识别、进而有效的清除、维护人体健康的能力。当免疫系统的功能很强时，身体才有足够的免疫力抵抗病毒、细菌的侵害；当人体的这些功能衰弱时，各种病源就会乘虚而入，制造疾病；当这些功能停止时，哪怕空气中的一粒灰尘都可能要我们的命。由此可见，真正的健康来源于我们自身的免疫系统，任何"仙丹灵药"也无法取代人体内与生俱来的、具有防御和修复双重功能的免疫力。

想要提高人体免疫力，注意饮食营养是非常有效的方法。因为人的生命活动是靠营养素来维系的，食物中的营养素会变成身体的一部分，要想拥有强健的体魄，必须摄取充足的营养。就像行军打仗需要粮草一样，免疫系统也需要足够的营养才能好好工作。而从《黄帝内经》到《食疗本草》，无不注重靠各种饮食来强身健体、防病治病，以药代食或以食代药者比比皆是，药膳、药粥、药茶、药饮等都是民族医药的重要组成部分，对于增强免疫力、造福大众，无疑是大有裨益的。

为此，我们推出了《中医教你吃出免疫力》，本书剖析了免疫系统、免疫力及与人体的关系，精心选取具有增强免疫力功效的食材，深入分析其营养功效、搭配宜忌；介绍了很多能够快速增加免疫力的饮食方法，详细阐述了其所用材料、制用方法、膳食功效、饮食宜忌等内容，让读者在家也能知道如何吃得更营养、更健康。

人的一生天天吃喝，天天都在影响自己的免疫系统，是保护它还是破坏它，都由自己选择决定。但是，请不要忘记，保护和强化身体免疫系统功能是一个人的终生战斗。

朱坤福
2022 年 7 月 12 日于朱氏药业集团总部

目录 CONTENTS

第一章 人体免疫力的学问知多少 / 001

第一节 科学认识免疫力 / 003

　　一、天生排斥异己的能力 / 003

　　二、免疫的意义所在 / 006

　　三、形形色色的免疫 / 007

第二节 对抗疾病的免疫系统 / 010

　　一、细胞的发源地——骨髓 / 011

　　二、免疫细胞的培训站——胸腺 / 011

　　三、遍体林立的岗哨——淋巴结 / 012

　　四、特大号的过滤器——脾脏 / 013

　　五、并非无用之物——扁桃体 / 013

　　六、吞噬细胞 / 014

　　七、T淋巴细胞 / 014

　　八、B淋巴细胞 / 015

　　九、抗原和抗体 / 016

第三节 构筑人体保卫战的防线 / 018

　　一、第一道防线——人体的皮肤 / 018

二、第一道防线的罩门——黏膜组织 / 019

三、第一道防线的后备部队——胃肠道 / 019

四、第二道防线——吞噬细胞 / 020

五、第三道防线——体液免疫 / 021

六、第四道防线——细胞免疫 / 021

第四节　免疫系统的养护与激活 / 023

一、保养免疫系统的方法 / 023

二、设法激活免疫系统 / 024

第二章　中医食疗对免疫力提升的认识 / 027

第一节　提升免疫力中医办法多 / 029

第二节　为什么食物能防病治病 / 032

一、食物的"寒凉温热" / 033

二、食物的"五味杂陈" / 034

三、食物的"升降沉浮" / 035

四、食物的"归经"理论 / 036

五、食物的补虚与泻实 / 037

第三节　饮食对人体的作用 / 037

一、饮食可以滋养人体 / 037

二、饮食可以延缓衰老 / 039

三、饮食可以预防疾病 / 040

四、饮食可以治疗疾病 / 042

第四节　宜忌得当才能营养适中 / 045

第五节　平衡节制是健康饮食根本 / 050

　　一、健康饮食要定时定量 / 051

　　二、健康饮食要冷热适宜 / 052

　　三、健康饮食要安静愉快 / 053

　　四、健康饮食要细嚼慢咽 / 053

　　五、健康饮食要五味调和 / 054

第三章　现代医学对饮食之于免疫力的认识 / 057

第一节　补充营养提升免疫力 / 059

　　一、蛋白质：免疫卫士的物质基础 / 060

　　二、脂肪：必不可少的人体燃料库 / 063

　　三、糖：生命活动的主要能源 / 066

　　四、维生素：维持生命的必需营养素 / 070

　　五、无机盐：人体内多功能的元素 / 076

第二节　合理饮食提高免疫力 / 081

　　一、均衡饮食提高免疫力 / 082

　　二、科学设计膳食食谱 / 083

第三节　食物烹调与身体健康 / 086

　　一、烹调与健康息息相关 / 086

　　二、烹调中营养素的流失 / 087

　　三、正确进行食物烹调 / 088

　　四、不同食物的烹调方式 / 089

第四章　正确选择食物提高免疫力 / 095

第一节　提高免疫力的瓜果 / 098

一、全方位的健康果 / 098
二、红艳艳的石榴 / 099
三、清凉解渴的西瓜 / 102
四、甜瓜的保健功效 / 104
五、秋季吃梨益处多 / 106
六、杏和医药的联系 / 108
七、春果佳品数樱桃 / 110
八、闲话"仙果"桃子 / 112
九、探秘"水果之王" / 114
十、美味多汁的葡萄 / 115
十一、佳果良药话柑橘 / 116
十二、解毒清肠的香蕉 / 119
十三、甘甜养人的大枣 / 121
十四、养血安神的龙眼 / 122
十五、药食同源的柿子 / 123

第二节　提高免疫力的蔬菜 / 125

一、小番茄营养高 / 125
二、四季常青的芹菜 / 127
三、多吃白菜保平安 / 129
四、营养丰富的菠菜 / 130
五、韭菜香飘万家 / 131
六、美味健康的土豆 / 133
七、夏天茄子滋味长 / 135
八、冬吃萝卜好在哪儿 / 137
九、胡萝卜的营养价值 / 139
十、家常黄瓜不一般 / 141
十一、当菜代粮的南瓜 / 142
十二、冬瓜：减肥佳蔬 / 144
十三、常吃莲藕好处多 / 146
十四、香菇：菇中皇后 / 149
十五、香菜的妙用 / 151
十六、品味辣椒 / 152
十七、了不起的木耳 / 154
十八、海洋食蔬话海带 / 156

第三节　提高免疫力的粮油 / 157

一、稻谷一身都是宝 / 157
二、小麦：北方人的主食 / 159

三、名副其实的"珍珠米" / 161
九、常吃花生益处多 / 171
四、红薯是个宝 / 162
十、葵花籽的妙用 / 172
五、黄豆：绿色的乳牛 / 164
十一、小核桃大补脑 / 174
六、绿豆：济世之良谷 / 165
十二、说银杏话白果 / 175
七、佳食良药赤小豆 / 168
十三、食用油怎么选 / 177
八、美食养生说芝麻 / 169

第四节 提高免疫力的肉类 / 179
一、鸡肉：济世良药 / 179
七、兔子与"美容肉" / 191
二、悠悠鸭肉香 / 181
八、乌龟与老鳖 / 192
三、补体益寿的鱼肉 / 182
九、中秋螃蟹香 / 194
四、猪肉的弊与利 / 184
十、生命的乳汁 / 195
五、寻味牛肉 / 187
十一、神奇的鸡蛋 / 197
六、舌尖上的羊肉 / 189
十二、香甜的良药 / 199

第五节 提高免疫力的调料 / 201
一、生命离不开盐 / 202
七、胡椒妙用成良药 / 213
二、难舍咸香的酱 / 204
八、健康与酒 / 214
三、五味调和醋当先 / 206
九、给生活加点糖 / 216
四、茶：绿色的金子 / 207
十、厨房葱事 / 218
五、味精：鲜味的精华 / 210
十一、一片姜保安康 / 219
六、别具风味说花椒 / 212
十二、吃蒜的学问 / 222

第五章 健康搭配食谱增强免疫力 / 225
第一节 保健药膳 / 227

冬虫夏草炖乌鸡 / 227
灵芝黑枣香菇排骨 / 228
花旗参烧狮子头 / 229
红枣百合炒豌豆苗 / 230
枸杞瑶柱鲜虾蒸豆腐 / 231
川芎蛋 / 233
川芎红枣烩鱼头 / 233
川味参须煮牛肉 / 234
当归枸杞鸡 / 235
当归凉拌鸡丝 / 236
百合枸杞炒鸡柳 / 237
百合炖乌鸡 / 238
甘草椒盐炒鲜虾 / 239
南姜豉椒炒鳝片 / 240
南姜尖椒炒羊肉 / 241
怀山鸡扎 / 242
竹荪烧豆腐 / 243
雪蛤酿竹荪 / 244
牛蒡豆豉炒苦瓜 / 245
山楂糖醋咕噜肉 / 246
山楂辣椒蟹 / 247
玉桂苹果炒鸡肝 / 248
白果综合时蔬 / 249

第二节　滋补粥羹 / 250

花旗参猪肉丸粥 / 251
玉屏风粥 / 252
甘薯银耳粥 / 252
怀山紫米粥 / 253
莲子百合红豆粥 / 254
鲜芦根粥 / 255
补虚正气粥 / 255
仙人粥 / 256
玉竹粥 / 257
决明降压粥 / 257
松子仁粥 / 258
狗肉粥 / 259
荔枝粥 / 259
小茴香粥 / 260
珠玉二宝粥 / 260
荷叶粥 / 261
桃仁粥 / 262
黄精粥 / 262
姜橘椒羹 / 263
藕丝羹 / 263

车前叶羹 / 264　　　　　　　紫皮大蒜白及粉粥 / 266

牡蛎发菜粥 / 265　　　　　　绿豆白菜心粥 / 267

灵芝红枣粥 / 265　　　　　　姜葱糯米神仙粥 / 267

薯蓣鸡子蛋黄粥 / 266　　　　百合太子银耳羹 / 268

第三节　养生靓汤 / 269

金银花川贝炖排骨汤 / 269　　雪梨百合汤 / 275

参须老姜鸡酒汤 / 270　　　　柚子鸡肉汤 / 275

玉桂羊肚菌蘑菇汤 / 271　　　鸽肉银耳汤 / 276

罗汉果瘦肉汤 / 272　　　　　黑豆腐皮汤 / 277

猪皮蹄筋大枣汤 / 272　　　　芹菜淡枣汤 / 277

鳝鱼豆腐汤 / 273　　　　　　清汤鸽蛋 / 278

龟肉鱼鳔汤 / 273　　　　　　清汤燕窝 / 279

胡萝卜大枣百合汤 / 274　　　猪肝菠菜汤 / 279

桑椹冰糖汤 / 274　　　　　　木香猪心汤 / 280

第四节　保健茶饮 / 281

清咽双花饮 / 281　　　　　　参芪益气茶 / 286

黄芪防感冒茶 / 282　　　　　小青龙汤 / 287

润肺金菊茶 / 283　　　　　　冬虫夏草养生饮 / 287

玉屏风散免疫汤 / 283　　　　生姜红枣糖饮 / 288

黄芪白术茶饮 / 284　　　　　红参麦冬五味子饮 / 289

宣扶益气汤 / 284　　　　　　银花甘草水煎茶 / 289

黄芪甘草茶 / 285　　　　　　藿香生姜红糖水 / 290

贯仲消炎茶 / 286　　　　　　核桃枣姜橘皮饮 / 290

桑菊薄荷甘草饮 / 291

益气生津六味饮 / 291

麦沙百合冰糖饮 / 292

苋菜荸荠冰糖饮 / 292

灵芝薄荷菊花茶 / 293

西红柿茎枝叶汤 / 294

红枣核桃紫苏煎 / 294

麦冬枸杞五味茶 / 295

加味香薷感冒饮 / 295

百合沙参银耳茶 / 296

山药片益气饮 / 296

太子参酸梅汤 / 297

老丝瓜速溶饮 / 297

第一章

人体免疫力的学问知多少

自然界中有许多肉眼观察不到的病原体（如致病性细菌、病毒、寄生虫卵等），它们每时每刻都在侵袭着人体。为了健康地成长，人体在长期进化中产生了一种能够抵御这些有害病原微生物及其毒素，并保持身体生理平衡的神奇能力，这就是免疫力。

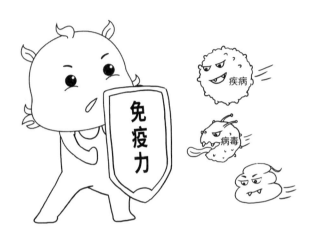

第一节　科学认识免疫力

日常生活中，无论是大人还是小孩，当患上感冒、发烧等常见病时，人们总会提到一个词——免疫力，在这个词前还会加上"增强""提高"等词，似乎生病与免疫力低下有很大关系，而提高免疫力就意味着不会生病。那么，什么是免疫力呢？

一、天生排斥异己的能力

"免疫"一词，最早见于中国明代医书《免疫类方》，指的是

"免除瘟疫",也就是防治传染病的意思。随着认识的深入,我们现在知道,免疫并不限于抵御传染病。迄今已发现免疫至少有三种功能:防御、自稳、监视,可以归结为一句话——排斥异己。

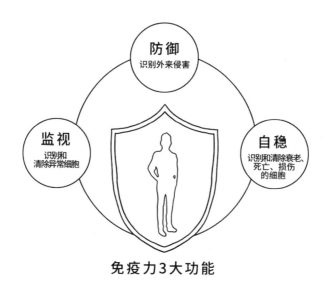

免疫力3大功能

说来奇怪,人体生来就有排斥异己的能力,我们称之为"免疫力"。人体中执行这种特殊功能的机构称"免疫系统",它能够辨识体内的自身物质,对于外界侵入身体的任何异物,不论它对身体有害、无害甚至有益,都能一一辨认出来且尽心竭力要将它们消灭掉,恰如一个忠于职守的看门人。同时,免疫系统还负责处理清除身体内衰老死亡或者因某种原因受到损伤或发生某种变化的细胞,这一切医学上统称"免疫"。

具体说,假如侵入身体的是能引起疾病的某些致病微生物,它可以是引起感冒、麻疹、肝炎的各种病毒,也可以是使人患肺炎、脑膜炎、痢疾的某些细菌等，免疫系统这个"看门人"可将它们拒之门外或消灭在体内各个关卡，避免人体生病，这就是免疫三大功能之一的"免疫防御功能"。日常生活中，有些小孩皮肤上生出疖子，刚刚治好，又患肺炎，好不容易康复了，一不小心又拉肚子。这可能是孩子体内免疫防御功能不足，必须引起高度重视。反之，有些人免疫防御功能过强，对进入体内的药物（如青霉素）或花粉等对人体有益或无害的异物发生强烈反应，导致各种过敏性疾病，医学上称为变态反应。

免疫三大功能之二是"自身稳定功能"。人体内的各种组织、细胞都有一定寿命，每时每刻都在进行新陈代谢，新的细胞不断生长出来，取代衰老死亡细胞。如果这些衰老死亡细胞不加以清除，后果不堪设想。自身稳定功能就起着这种"清道夫"似的作用，随时清除体内衰老、死亡或损伤细胞，保持机体的自身稳定。倘若有朝一日免疫系统的这种能力发生了偏差，则有可能发展到六亲不认的地步，那么这位"清道夫"会把体内自身的正常组织、细

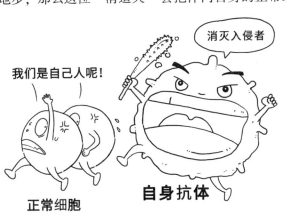

胞当作"垃圾"乱加排斥,结果自身机体遭殃,出现自身免疫疾病。如临床上见到的系统性红斑狼疮,就是这种原因引起的疾病。

"免疫监视功能"则是这三大功能的老三了。有些科学家认为,身体内细胞在生长繁殖过程中,总会有个别细胞发生突变,甚至恶变成肿瘤细胞。在免疫监视功能正常的情况下,这种恶变细胞刚一出现,马上就会被消灭,不会无阻碍地增殖发展为肿瘤。免疫监视功能减弱或缺乏,常被认为是老年人或应用免疫抑制剂的人肿瘤发病率高的原因之一。

如上所述,我们可以把免疫的概念归纳为:免疫是机体的一种保护性生理反应,其作用是识别"自己"和"非己"并清除"抗原性"异物,以维持机体内环境的平衡和稳定。免疫反应的结果在正常情况下对机体是有利的,但在某些情况下或对少数反应特殊的人,也可能造成不利的后果。

二、免疫的意义所在

自古以来,生物包括人类一直生活在一个既适合于生存又充满着危险的自然环境里。气候、地貌和生态的变化已使无数的生物从地球上绝种。幸而这类变化非常缓慢,一部分生物物种在亿万年的生存竞争和自然选择中获得了适应能力,才得以生存下来。现代人类所处的环境仍然存在无数有害、危险甚至致命的因素,其中就包括微生物(病毒、细菌、真菌等)与寄生虫的侵害。如果人类没有抵抗微生物感染的能力,早就灭绝了。现代科学如此发达,诸如艾滋病、肝炎等传染病仍然是对人类的一种威胁,何况数十万年前，人类茹毛饮血，无医无药，如果机体没有抵抗疾病的能力——免疫力，怎么可能世代繁衍进化成现代人呢？

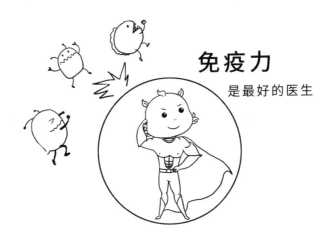

最原始的动物就已有了某种简单的防御功能。随着从初级进化到高级，组织器官越来越复杂、越完备，防御功能也越来越完善。到了人类和高级动物，防御功能已十分复杂、精密、有效。因此，免疫在生物进化过程中起着重要作用，是亿万年来生存竞争和自然选择的产物。

三、形形色色的免疫

免疫按其产生的方式不同，可分成不同的种类。

1. 先天性免疫。鸡瘟在鸡群中传播极快，但却不能传给人，这是因为人和其他动物天生对不同的传染病有不同的抵抗力。这就是"先天性免疫"，也称为"非特异性免疫"，属于种属免疫。明朝吴有可在《瘟疫论》中对种属免疫就有所认识："人病而禽兽不病，究其所伤不同，因其气各异。"

先天性免疫具有以下特点：作用范围广，对入侵抗原物质的清除没有特异性；反应快，抗原物质一旦进入机体，立即遭到机体的排斥和清除；有相对的稳定性，既不受入侵抗原物质的影响，也不因入侵抗原物质的强弱或次数而有所增减；有遗传性，生物体出生后即具有这种免疫能力，并能遗传给后代。

从种系发育来看，无脊椎动物的免疫都是先天性的，脊椎动物除了先天性免疫，还发展出了获得性免疫，两者紧密结合，不能截然分开。从个体发育来看，当抗原物质入侵机体以后，首先发挥作用的是先天性免疫，而后才产生获得性免疫。因此，先天性免疫是一切免疫防护能力的基础。

2. 获得性免疫。这种免疫能力是每个人于生活过程中所得到的，由于获得的途径不一，又可分为四种。

自然自动免疫。一个人得了麻疹，不管病得轻或重，如果痊愈了便不会再得第二次。可是这个人原先对麻疹并没有免疫力，患了一次麻疹后就获得了免疫力，这种免疫力不是先天就有的，而是后天获得的，而且是人体本身产生的，所以称自然自动免疫。

人工自动免疫。没有患过麻疹但接种过麻疹疫苗的人，也能不发生麻疹，同样，没有患过结核而接种过卡介苗，也能预防结核病。这种免疫也不是天生就有的，而是后天获得的，是通过人工的方法（如接种麻疹疫苗或卡介苗）使机体自动产生的，故称作人工自动免疫。

自然被动免疫。六个月以内的婴儿很少患麻疹等传染病，这是因为子宫里胎儿的血液循环是与母亲相通的,母亲的血液中有能抵抗麻疹等病原体的抗体,随血流进入胎儿体内。出生六个月内,婴儿的血液中仍保持有从母血获得的抗体,所以不容易患麻疹等传染病,这种由母亲被动输入的免疫称作"自然被动免疫"。

人工被动免疫。注射丙种球蛋白可以增强人体抵抗力,用于防病,这是因为丙种球蛋白内有抵抗某些疾病的抗体。这样获得的免疫不是人体自然产生的,而是用人工注射丙种球蛋白而后获得的,故称为"人工被动免疫。"

上面四种获得性免疫有一个共同特点,即它们作用的专一性或称特异性,例如患过麻疹或注射过麻疹疫苗所获得的免疫力,只对抵抗麻疹有效,对其他传染病则无效,所以获得性免疫也称特异性免疫。

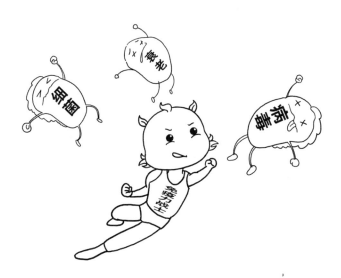

第二节 对抗疾病的免疫系统

人的身体是一个完整的体系，由许多系统组成，各有自己的专门职责，例如消化系统专管消化食物、吸收营养和排泄废物，呼吸系统则只管人的呼吸，此外，还有泌尿系统、生殖系统、内分泌系统、神经系统等等。各系统之间既分工严明，又配合默契，使整个人体保持协调平衡。

那么人体的免疫功能由哪个系统来管呢？人体内发挥免疫功能的系统就称免疫系统。免疫系统的确很复杂微妙，算得上特殊机构，它不像消化系统或呼吸系统等那样能用解剖学的方法完整地分离出来，而是分散在全身，其中包括免疫器官、免疫细胞以及免疫活性物质。它们之间靠血液与体液相互沟通，互相配合，才使人体表现出正常的免疫力。如果免疫系统中任何一个部件有缺陷或发生病变，免疫功能就会失常，人就可能生病。

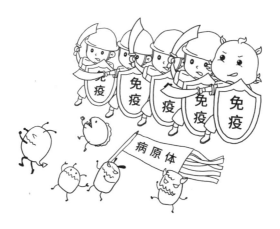

一、细胞的发源地——骨髓

人体的免疫功能很大程度上由各种细胞来承担,一类叫吞噬细胞,另一类为淋巴细胞。

那么吞噬细胞与淋巴细胞从哪儿发源而来呢?它们都来源自红骨髓。人的骨髓分红、黄两种,红骨髓中有一种具有多种潜在功能的细胞,称造血干细胞,是各种细胞的生命种子。多能干细胞在红骨髓中产生,再在不同的环境中,经过不同的方法改造训练后,就成为具有各种专门技能的细胞,如运送氧气给组织的红细胞、能吞食小异物(如病原菌)的白细胞、能吞食大异物(如死亡的白细胞、某些病原体等)的巨噬细胞以及承担特殊免疫功能的淋巴细胞。

婴儿刚出生后骨内全是红骨髓,到了成年则只有胸骨、脊椎骨、肋骨、锁骨、盆腔骨及颅骨之内仍然为红骨髓,是各种血细胞的发源地。所以当怀疑病人某种血细胞的产生或功能发生障碍,常可从胸骨或盆腔骨抽取骨髓作检查。

二、免疫细胞的培训站——胸腺

从骨髓产生的多能干细胞中的一部分就留在骨髓里继续生长发育,成熟后取名为 B 淋巴细胞。而另有一部分细胞则由血流带到胸腺这个器官,在这里经过特殊培训,成为具有与 B 淋巴细胞不同技能的细胞,称为 T 淋巴细胞。T 淋巴细胞与 B 淋巴细胞在人体的免疫反应中,各自大显身手,下文有详细介绍。

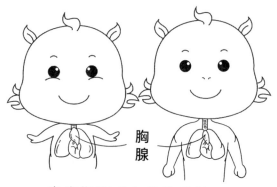

青春期和成年的胸腺情况

胸腺为人体中最早衰退的器官,所以常常被人们所遗忘。它像一只变形的蝴蝶附在人的胸骨后面。婴儿出生后,胸腺相对地较大,在儿童时代胸腺仍继续发育,到青春期则达到顶峰,以后就很快衰老退化,直至花甲之年,胸腺就所剩无几了。老年人的免疫功能降低,可能与胸腺的衰退有关。

三、遍体林立的岗哨——淋巴结

人体的腋窝、手肘窝、腹股沟、膝窝、颈部的皮下以及胸腔、腹腔内部都有许多米粒大的"核",平时摸不到,若身体某部位发生炎症时,附近的"核"就会大起来,可以大到像黄豆样大小或更大一些,触摸它还会感到隐隐作痛呢!这种"核"实际上就是免疫器官之一的淋巴结,它们在人体内的分布犹如三步一岗五步一哨,靠淋巴管连通起来。淋巴结在体内充当过滤器的作用。如病原菌等异物侵入人体某部位,就由这部位淋巴管里的淋巴液把它带到附近的淋巴结中,在这里异物等就被截留下来,且加以消灭。当要消灭大量病原菌时，淋巴结内的吞噬细胞与淋巴细胞就会增多起来，以至淋巴结就肿大，所以摸到肿大的淋巴结，就提醒我们附近的部位发炎了。如口腔内发炎可以摸到下颌淋巴结肿大，手臂感染则可使腋窝淋巴结肿大等等。

四、特大号的过滤器——脾脏

在人体上腹部的左肋骨后面，与右边肝脏遥相呼应的部位有一个器官叫脾脏。脾脏是人体内的血库，平时部分血液就贮存在这里，当人体因外伤或其他原因失血后，脾脏就会把贮存的血液放出来以应急需。另一方面脾脏也是人体内一个很重要的免疫器官，在结构上与淋巴结颇有相似之处，可算得上一个特大号的过滤器。脾脏内有很多吞噬细胞与淋巴细胞，如果病原菌等异物经过局部淋巴结未被扣留而漏网的话，就可被带到脾脏，在这里被吞噬处理掉。同时脾脏里的淋巴细胞因受到抗原性异物刺激诱导，自身起了变化，变成具有特殊功能的淋巴细胞，发挥特异性的免疫作用，参与消灭清除异物。

五、并非无用之物——扁桃体

扁桃体是人口腔内咽喉部的两颗扁圆形的淋巴组织。当人们伤风感冒去看病时，医生总要病人张大嘴，看一看扁桃体有没有因发炎而发红肿大。扁桃体红肿是一种临床病症，称急性或慢性扁桃体炎，也是一种免疫防御反应，与淋巴结肿大有相似的道理与作用。过去曾一度刮起过"割扁桃体"之风，认为在孩提时代把扁桃体割掉，似乎就可以把生病的祸根铲除。但没有想到扁桃体原是咽喉入口处的一对"门卫",非但不可撤走,而且要好好保护,避免受寒,少患感冒,才能使它发挥对人体的免疫保护作用。若经常使扁桃体发炎,它就会逐渐肿大起来,而且不再缩小回去,同时失去免疫功能,大而无用,到那时反而成为病根,倒真要"割爱"了。

六、吞噬细胞

吞噬细胞是免疫大军的步兵,它们守卫着人体的所有入口,随时待命,负责阻击病原体。此外,它还能发出化学信号,请T淋巴细胞来协助。当异物或者细菌入

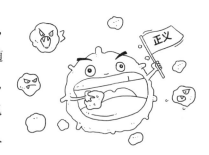

侵机体的时候,体内的吞噬细胞就可以吞噬和清除异物,这也是机体最原始的一种防御方式。科学家把这些吞噬细胞(粒细胞除外)、血液内的单核细胞、骨髓以及淋巴器官内的网状细胞、内皮细胞归结为一个系统,并命名为单核吞噬细胞系统。该系统包含的所有细胞皆来源于骨髓内的幼单核细胞,它们分化为单核细胞进入血流,再从不同的部位穿出血管壁,进入其他组织内,分别分化为以上的各种细胞。在机体内,单核吞噬细胞系统的分布很广,细胞数量也很多。

七、T淋巴细胞

T淋巴细胞是从骨髓里生长出来的一些微小白色细胞,血液将它们输送到胸腺里,再经过胸腺激素的培育,成为成熟的T淋

巴细胞。然后T淋巴细胞被血液送到脾脏、淋巴系统和其它器官，受到胸腺激素的影响，进一步长大，随时准备为人体抵御各路来犯之敌。

按照不同的功能，T淋巴细胞可以分为以下几种：

（1）辅助性T淋巴细胞。它们协助活化B淋巴细胞产生抗体，也协助杀伤性T淋巴细胞及巨噬细胞发挥免疫功能。

（2）抑制性T淋巴细胞。它们对各种T淋巴细胞和B淋巴细胞都能够起到抑制作用，调节和控制免疫反应，维持免疫自稳性（即免疫耐受性）。

（3）功能性T淋巴细胞。它们是被特异抗原刺激后分化增殖的致敏T淋巴细胞，可以将异物直接杀死。

（4）记忆性T淋巴细胞。它们是在经受抗原刺激后，和记忆性B淋巴细胞一起保存特异抗原信息的淋巴细胞。它们的寿命可以长达数十年，当再次受到和原来相同的抗原刺激后，就可以增殖为对付抗原的功能性T淋巴细胞或能产生抗体的浆细胞。

（5）杀伤性T淋巴细胞。它们需要抗体参与才能杀伤异己物。

（6）自然杀伤性T淋巴细胞。它们杀伤异己物时不需要抗体和预先致敏的淋巴细胞的参与，同时还具有免疫监视功能，能够对杀伤肿瘤起到重要的作用。

八、B淋巴细胞

它们能够产生抗体，将所有入侵的细菌拒之门外，并协助其他细胞维持免疫系统的稳定性。

九、抗原和抗体

我们已经不只一次地提到抗原与抗体,那么到底什么叫抗原?什么叫抗体呢?

伤寒杆菌、麻疹病毒等病原体可以说是抗原,动物的血清(如马血清)、花粉等也是抗原。将上述抗原物质导入人体内时,能刺激人体的免疫系统发生特异性免疫反应,产生抗体或与致敏淋巴细胞。这种抗体或致敏淋巴细胞在体内就能与此种抗原发生特异性结合,发挥免疫功能,把病原体溶解或吞噬消灭掉。

除了病原体以外,病原体的某个成份、病原体的代谢产物(如毒素)以及各种各样的异体蛋白质等人体自认为一切"非己"物质,都能刺激人体的免疫系统产生免疫反应,这些物质统称为抗原。具有抗原性的物质是如此众多,那么机体的免疫系统又如何认识它们呢?

抗原多半是较大的分子,表面常带有许多不同的化学基团,这些基团结构不同,在抗原表面上的排列也不一样,因而使抗原的构造千差万别。某一种抗原刺激机体后,引起一系列免疫反应,产生相应的抗体和致敏淋巴细胞,同一抗原只能和相应抗体和致敏淋巴细胞发生特异结合,如伤寒杆菌只能和相应伤寒抗体结合而不能和痢疾杆菌抗体结合,反之亦然。这就是特异性。有人把抗原抗体的特异性比作钥匙和锁的关系,决定钥匙特异性的是它前端部分的高低和凸凹等不同形状，与它的柄端无关。同样，决定抗原特异性的也只是抗原分子表面特定的化学基团，这种化学基团称之为抗原决定簇，是免疫细胞识别它们的依据。

在生活中，当丢了钥匙时会找其他钥匙试试，也有碰巧能打开锁的，那么这个钥匙和丢掉的一定有结构上的共同或相似之处。同理，两种抗原如有某一共同的抗原决定簇，那么甲抗原的抗体和乙抗原也能结合，这就是交叉反应。接种牛痘能预防天花是一个很好的例证，牛痘病毒和天花病毒都是痘病毒中的成员，它们的血缘关系非常密切，有许多共同的抗原成分。牛痘病毒进入人体后刺激机体免疫系统产生了免疫力，这种免疫力除了能抵抗牛痘病毒的感染，也能抵抗天花病毒的感染。这也是接种牛痘所以能预防天花的原因。可见抗原抗体反应的特异性这个概念也是相对而言，不能绝对化。

另外，抗体的功能太专一也有些缺点。假如一个病毒发生了突变，它的蛋白质结构就会稍有改变。结果，原来对抗这个病毒的旧抗体就常常不能配得上这种新结构。这好像一把锁的钥匙孔内掉了一颗弹子或钥匙坏了一颗牙齿，那么原来的钥匙就打不开这把锁了。例如流行性感冒病毒特别容易突变，使人体对原流感病毒的免疫力失去了作用，这就是为什么流感每隔若干年要流行一次的道理。

除了上面列出的组成部分，免疫系统还包括各种杀菌素、溶菌素、补体、干扰素等等，随时准备与病原体进行殊死的搏斗！

第三节　构筑人体保卫战的防线

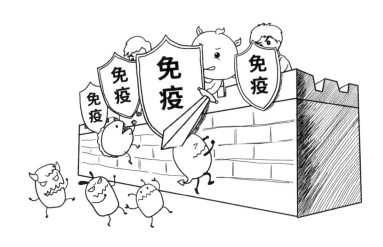

免疫系统有着精密的组织构架，每个"部门"各司其职，构筑起人体保卫战的一道道防线。只有这些防线同时、完整、协调地发挥免疫作用，我们的身体健康才能得到更充分的保证。

一、第一道防线——人体的皮肤

人体抵抗病原的第一道防线是皮肤，我们之所以能够在充满各种病毒与细菌的环境中安然无恙，正是由于它们大多数都无法直接穿透皮肤。就拿肠病毒来说，即便我们与已经感染的病人接触了，身上的皮肤沾到了病毒，也不会造成感染。但是假如我们的手上沾到病毒，然后又用手去摸没有皮肤保护的地方，如眼睛、鼻子、嘴巴等，那么沾在手上的肠病毒就可能会开始作怪，在这些黏膜组织里繁殖，进而引发疾病。因此，我们一直在强调要勤洗手，原因就在于这样既能预防将手上的病原传染给别人，同时也是在保护我们自己。

二、第一道防线的罩门——黏膜组织

人体第一道防线的罩门在于那些没有皮肤保护的地方，其外表都是一些湿湿的黏膜组织。如果我们把眼睛、鼻子、嘴巴这些地方都用皮肤盖住的话，人体在变成一个坚固堡垒的同时，也成为了一个无法与外界沟通的石像。于是，这些罩门的存在就变得很有必要了。为了提高这些罩门的防御能力，这些黏膜组织都有分泌液体的功能。这些液体能够持续不断地冲刷掉在上面的病原，不给它们更多侵入组织内部的机会。由于病毒有一些特殊机制能够穿透防卫在罩门旁边的组织，因此我们要预防病毒感染，不能只靠自身的防卫系统，必须想办法阻断一切它们可能进入罩门的途径。

三、第一道防线的后备部队——胃肠道

我们的呼吸道可以借助表面的黏液与纤毛的运动，持续地排出外来病原，而胃肠道却一直在吃下外来病原。因此胃肠道也需要具有抵抗外侵的后备能力，否则就会三天两头地生病。存在于胃部的胃酸就是构成这支后备部队的第一道防线。但这一道屏障并非万能，它对肠病毒就无能为力，因此肠病毒可以轻松地通过这一道关卡。在我们的肠道细胞下面还有一些淋巴细胞，它们可以将一种名叫 A 型免疫球蛋白的抗体分泌到肠道的表面。A 型免

疫球蛋白属于人体特异性防御系统的一部分，它既能够辨别出特殊的病原，也具有抗拒肠道酵素的功能。

人体免疫防线

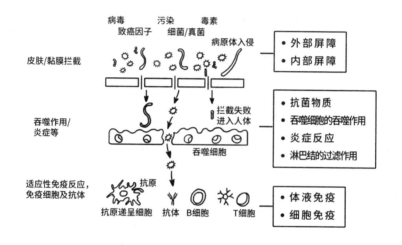

四、第二道防线——吞噬细胞

一旦外来的病原侵入人体，我们就需要有其他防线来进行抵抗。白细胞是构成人体其他防线的主体，它们日夜不停在血液中来回穿梭巡视。其中，嗜中性白细胞、单核细胞与巨噬细胞都具有吞噬异物的作用，它们构成了人体的第二道防线，统称为吞噬细胞。吞噬细胞有能力对抗的东西，一般都是个头比较大的细菌与霉菌。吞噬细胞还具有分辨敌我的机制，只要它们识别出有外敌入侵，就会立即开始吞噬，接着再利用细胞里面的一些酶素和其他物质等，将吞噬掉的敌人消灭掉。

五、第三道防线——体液免疫

在人体内的淋巴细胞主要分为 B 淋巴细胞、T 淋巴细胞与自然杀伤细胞三种。其中，B 淋巴细胞能够分泌抗体，它构成了人体的第三道防线。每一种抗体分子，都只能辨识一种抗原。比如，能够识别肠病毒的抗体，是无法识别其他病毒或细菌的。因此，体液免疫是一种具有相当特异性的防御机制。当人体受到肠病毒感染以后，在 1~3 天之内，体内就会出现 M 型与 G 型免疫球蛋白。在发生感染之后的一个月内，M 型免疫球蛋白占了其中的大部分。尽管 G 型免疫球蛋白的出现较慢，但它们能够在体内维持数十年以上的有效浓度。虽然在血清中也会出现少量的 A 型免疫球蛋白，但是胃肠道才是它们执行任务的主战场。从这个意义上说，A 型免疫球蛋白就好比在碉堡外面巡逻的部队，一旦爆发战争，M 型免疫球蛋白就是冲锋在前的先头部队，而可以发挥持续战斗力的 G 型免疫球蛋白则是战斗中的绝对主力。

六、第四道防线——细胞免疫

虽然抗体承担着在人体细胞外部巡逻的任务，时刻在搜寻一些小病毒加以消灭。可是我们都知道，病毒通常都是很狡猾的，一旦抗体在细胞外面没有发现它们，它们就会偷偷溜进我们的细胞里，此时抗体就无能为力了，因为抗体无法任意进入细胞的内部。此时我们就需要有第四道防线的加入，即 T 淋巴细胞。T 淋巴细胞具有可以辨识异常细胞的特殊功能，一旦有病毒侵入细胞内部，它就能够发现这种内藏敌人的变化。由于这种免疫机制并非依靠分泌到体液里面的抗体，而是依赖于 T 淋巴细胞的作用直接形成的，因此被称为细胞免疫。

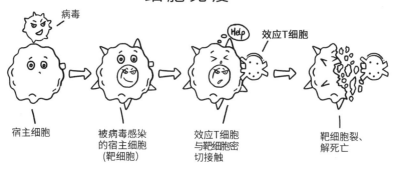

尽管我们把人体的防御系统划分为好几道防线，不过它们并非各自为战。如果人体的某个地方发生了病原入侵，这些不同的防御系统将在发生入侵的部位协同作战。此时各个系统之间需要有信息的交换，病原的根除也需要呼叫身体其他部位的同伴一起加入战斗。因此，各个系统之间需要建立起一套通讯管道。这个管道借助于各种免疫细胞分泌的蛋白小分子来达成，我们通常把这些小分子叫做细胞激素。

上文提到，淋巴细胞具有一种特异功能——当它们遇到某种病原以后，会把这种病原的外表特征记下来。这种记忆能力主要存在于 T 淋巴细胞之中，这就是所谓的免疫记忆力。当这些具备免疫记忆力的淋巴细胞再次遇到同样的病原时，就能够轻车熟路地执行作战计划，在很短的时间里将病原完全清除掉。因此，对于相同的病原我们可以在几年至几十年内，不会再次受到感染。

第四节 免疫系统的养护与激活

既然免疫系统对我们的身体至关重要,我们就应该善待它,让它成为我们最好的"朋友"。

一、保养免疫系统的方法

1. 多吃一些植物类食物。在医生的指导下,合理食用山楂、橘子、生姜、香菇、大豆、人参、甘草、丝瓜等植物类食物,对保养免疫系统有很大的好处。

2. 经常参加户外锻炼。科学研究发现,经常刺激人体的应激反应,可以充分调动免疫系统,令它在战斗中不断壮大。饥饿、寒冷、轻度冻伤、碰伤出血等都是训练免疫系统的方法。另外,长年坚持长跑、练气功、太极拳等运动,都有助于改善免疫系统。

3. 餐前吃点水果。据医学家观察,人们在进餐过后,由于熟食的刺激,会令免疫系统误认为有入侵者到来,从而促使其马上进入戒备状态,如此反复将对免疫系统造成破坏。如果在餐前的1小时适当吃点水果,就能够消除熟食的这种不良刺激,从而对免疫系统起到保护的作用。

4. 避免有害因素。在我们的现实生活中,环境污染、过分服用药物或防腐剂、精神忧郁或发怒等,都会对免疫系统造成损害,为了避免这种情况,我们应当远离这些有害因素。

二、设法激活免疫系统

众所周知，免疫力的降低会导致疾病的发病率上升，例如肿瘤、糖尿病、慢性肝肾疾病等等，所以增强免疫力对于预防疾病至关重要。那么，我们该如何才能将自己的免疫系统激活，从而远离病魔呢？

1. 注意心理免疫。研究报告显示，社会心理因素的变化对人体免疫系统有着十分重大的影响。因此，我们应该懂得自我调控和驾驭情绪，理智地对待生活环境和人际关系的变化，正确应对各种刺激，养成豁达宽容、开朗乐观的性格。心理平衡了，生理才能平衡，才能够延缓大脑和免疫系统的老化。

2. 坚持科学锻炼。适量的运动可以减缓胸腺等免疫器官的衰老，增强淋巴细胞对癌细胞和病菌的杀伤力。运动也能够增加体内干扰素地分泌，从而充分发挥其抗病毒的作用。人们在进行体育运动时，体内的代谢变得旺盛，抗氧化能力也得到了增强，有助于消除自由基，保护免疫系统遭受损害。运动还能够令人处于一种愉快的情绪中，对心血管和免疫系统也是大有裨益。因此，根据自己的体质状况选择适合的项目，持之以恒地锻炼，可以起到延缓免疫系统老化、延年益寿的作用。

3. 培养广泛兴趣。广泛的兴趣爱好不但能够陶冶情操，还能够增强自身的免疫力，使我们远离疾病。

4. 生活规律。劳逸结合、按时作息、保证充足的睡眠，可以让体内生物钟维持正常的运转，使生命节律达到一种和谐的平衡，能够在无形中提高机体的免疫力。

5. 合理膳食。日常的饮食宜清淡，富有营养，每天吃些牛奶、蛋类、鱼类、海产品、豆类及豆制品、食用菌和新鲜的瓜果蔬菜等，补充体内优质蛋白质、维生素和矿物质，有助于提高机体的免疫力。不宜摄入过多的高脂、高糖饮食，以免引发肥胖，导致体内的脂质代谢紊乱，免疫功能减弱。在进补时适当吃一些人参、黄芪、山药、蜂王浆、锌制剂等滋补营养品，会有一定的提升免疫力和抗衰老的作用。不过，选择哪种滋补品，以及怎样进补，都应遵从医嘱，切忌自行随意滥服补品，否则可能会适得其反。

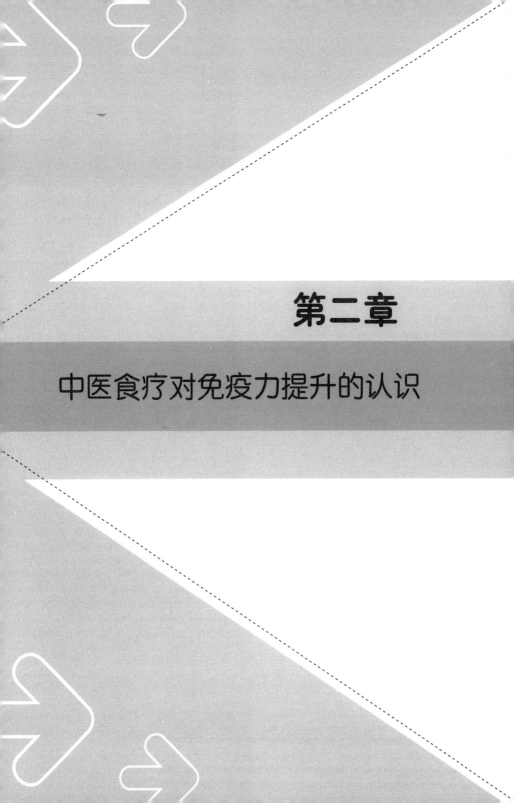

第二章

中医食疗对免疫力提升的认识

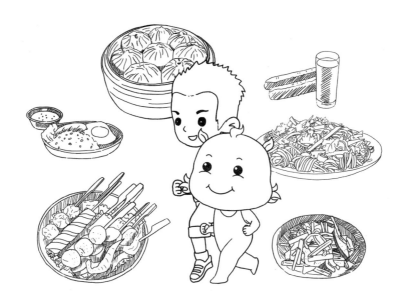

我们知道，人体的免疫系统总是在与病原体做马拉松式的斗争，以阻止其对人体的危害。那么，免疫系统从何处获得生产抗体的基本生物活性物质呢？科学家研究后得出结论：来源是食物。这就要求人们科学地饮食，多食用有助于维护免疫系统功能的食物。

第一节 提升免疫力中医办法多

1283年农历1月，北京菜市口朔风怒号，日光惨淡，一辆囚车缓缓推来。在刀枪环立中，文天祥脚镣锒铛，神气轩昂地从容走到刽子手屠刀前。许多南宋遗民一望之下不禁失声掩面悲泣，文天祥却异常镇定，整冠南向，慷慨赴义。这神情甚至使素以剽悍冷酷著称的蒙元禁兵也受到了震动，不少人竖起大拇指连呼：

"奇男子!""好男子!"当时众人感动的主要原因,自然是文天祥为国为民,在兵败被俘以后,不为利动、不为威屈的一身凛凛正气,但同时也确实对文天祥在大牢三年中受尽折磨,犹能保持照人风采而惊奇。原来,文天祥所居的大牢是远近闻名的人间地狱,狱中暗无天日,疫病流行,许多囚徒瘐死其中。而文天祥被囚三年竟一病不染,还写出了传颂千古的《正气歌》,这秘密究竟在哪里呢?文天祥自己说:"百沴自辟易"(百病不能侵入)的原因,是因为"顾此耿耿在"(存在着正气)。

正气究竟是什么?医学家的看法是:正气即是现代医学说的人体免疫功能。早在《内经》中就有"正气存内,邪不可干"的观点,这与文天祥所谓正气能够防治疾病的说法是一致的。南宋时代,读书人十分重视养气功夫,作为状元的文天祥精于此道是不足为怪的。

明代《免疫类方》说,免疫即"免除疫病"。这与现代认为免疫有防御外源性病原生物等入侵致病作用的认识相吻合。现代的人工自动免疫法,采用灭活或毒性很小的菌苗、疫苗、类毒素来激活人体的免疫功能,使人体自动产生特异性免疫力,如接种卡介苗预防结核病,接种牛痘疫苗预防天花等。而其先驱却是公元4世纪东晋的葛洪,他的《肘后备急方》记载了"以毒攻毒"法治疗狂犬病的经验,即将疯狗打死,取出脑髓敷在病人创口上。公元7世纪时,隋代的《诸病源候论》更有将恙虫(古名沙虱)磨末吞服预防恙虫病(古名沙虱热)的记述。11世纪时,又有宋真宗宰相王旦儿子种痘的传说。明代隆庆年间(1567—1572年),

种痘法更自安庆逐步推广至全国。清代还出版了《种痘新书》《种痘心法》，使种痘方法日益完善。我国人痘接种术自17世纪开始，陆续流传到世界各国。1796年英国医师琴纳在人痘接种术的启发下，发明了牛痘接种，写下了人类预防医学史的光辉一页。

中医古籍早有"正气虚则为癌"的说法，因此中医治癌常用"扶正祛邪"的方法，使机体的免疫功能激活，从而战胜肿瘤。现在比黄金还贵的干扰素，其主要作用便是改变人体自身免疫系统的抑制状态，唤醒其应有功能。科学研究证实：党参、灵芝、茯苓、猪苓能诱生α干扰素；黄芪、人参、蝮蛇、补阳药能诱生β干扰素，促进抗体的产生；黄芪、首乌、生地、芍药、旱莲草、玉竹、枸杞、冬虫夏草、人参、灵芝、甘草、巴戟天、仙灵脾、刺五加可诱生干扰素和T淋巴细胞。这些药大多属于扶正补益药，从一个侧面说明了扶正祛邪疗法的科学性。肿瘤临床资料也证明，用扶正祛邪法得效的患者，其生存期远较单纯用化疗的患者为长。特别引人注目的是清热解毒药青黛、板蓝根、金银花、蒲公英、紫花地丁等也有提高免疫力的作用。清热解毒药属于祛邪药，它与扶正药同样可以激发免疫功能，证实了中医名言"扶正即所以祛邪，祛邪即所以扶正"的科学性和实践指导意义。

除了药物以外，气功、导引、按摩、饮食也有助于稳定免疫系统。南岳衡山著名胜迹黄庭观所纪念的南岳夫人魏华存83岁时仍然貌如少女，其得力之处便是《黄庭经》的气功导引。现代的气功美容、气功减肥术等都与此一脉相承。按摩大拇指足底部内侧，可防治过敏性鼻炎；按摩足底第 2~4 趾后的肺反应点，可预防哮喘等。而足三里、肾俞、大椎、气海、关元等穴位，更是古今并重、能增强免疫功能的施术部位。食品中的香菇、猴头菇、黑木耳、山药、大蒜等，都有增强机体免疫功能的作用。前些时候电视台播放了《家常药膳》，其中有"龙马精神""虫草鸭子""海参鱼片""寿星和合菇""茯苓粥"等，是屡试有验的增强免疫功能的名食，为海内外美食家所传颂。

第二节 为什么食物能防病治病

食物之所以能够防治疾病、提高人体免疫力是由于它们本身所具有的一些特性所决定的。中医把食物多种多样的特性和作用进行了概括总结，并建立了食物的性能概念，在此基础上建立起了中医食疗理论。这一理论来自长期应用的实践，主要分为"性""味""归经""升降浮沉""补泻"等几个方面。

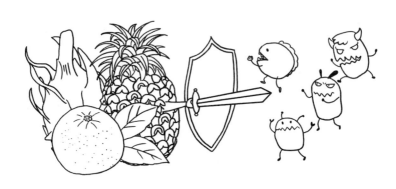

一、食物的"寒凉温热"

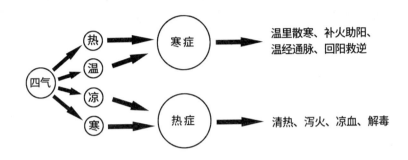

食物有寒、凉、温、热等不同的性质和气质,在中医上的名词叫作"四性"或"四气"。

凉性或寒性。凡是适用于热性体质和病症的食物,就属于凉性或寒性食物。如西瓜适用于发热、口渴、烦躁、尿赤等症状,梨适用于咳嗽、胸痛、吐黄痰等症状,柿霜糖适用于口干、口疮、口渴等症状,芹菜适用于肝阳上亢引起的眩晕等等,这些都属于寒凉性质的食物。

温性或热性。凡是适用于寒性体质和病症的食物,就属于温性或热性食物。如生姜、葱白、香菜等适用于风寒感冒、发热、恶寒、鼻流清涕、头痛等症状,干姜、红茶等适用于腹痛、呕吐、喜热饮、喜按等症状,辣椒、酒适用于肢冷、畏寒、风湿性关节痛等症状,这些都属于温热性质的食物。

平性。凡是介于寒凉和温热性质之间的食物称为"平性"食物,它适合于一般体质,或寒凉、热性病症的人。平性食物多为一般营养保健之品,如米、面、黄豆、山芋、萝卜、苹果、牛奶等。

在历代中医食疗书籍中所记载的食性，如大热、热；大温、温、微温；平；凉；微寒、大寒等概念，仅能说明食物在性能方面的差异程度，但却没有明显的界线。从统计数字来看，在常见的300多种食物中，数量最多的是平性食物，其次是温热性食物，寒凉性食物最少。

通常来说，各种性质的食物除了都具有营养的保健功效以外，寒凉性食物属于阴性，有清热、泻火、凉血、解毒等功效；温热性食物属于阳性，有散寒、温经、通络、助阳等功效。

二、食物的"五味杂陈"

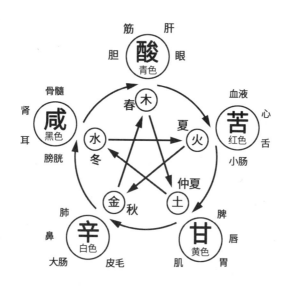

"味"是指食物中的主要味道，包括酸、苦、甘、辛、咸，中医把它们叫作"五味"。中医理论认为，由于食物的"味"不同，所以功效也不同。

酸味（包括涩味）有敛汗、止喘、止泻、涩精、缩收小便等功效，如乌梅、山楂、山萸肉、石榴、柿子等。

苦味有清热、泻火、燥湿、降气、解毒等功效，如苦瓜、苣荬菜、苦杏仁、橘皮、百合等。

甘味有补益和缓解疼痛、痉挛等功效，如蜂蜜、饴糖、红糖、桂圆肉、米面食品等。

辛味（辣味）有发散、行气、活血等功效，如姜、葱、蒜、辣椒、花椒、胡椒等。

咸味有泻下、软坚、散结和补益阴血等功效，如盐、海带、紫菜、海虾、海蟹、海蜇、龟肉等。

除此之外还有淡味，在中医上把它归属于甘味，有渗利小便、祛除湿气等功效，如西瓜、冬瓜、茯苓、玉米芯、黄花菜、薏苡米等。

对食物来说，除了五味之外，还有"芳香"的概念。这是针对具有特殊嗅味食物的作用而言的。芳香性食物多数是蔬菜和水果，如香橼、芫荽、香椿、茴香、橘、柑、佛手等，通常具有醒脾、开胃、行气、化湿、化浊、辟秽、爽神、开窍、走窜等功效。

三、食物的"升降沉浮"

中医理论认为，根据食物气、味和质地的不同，分别具有"升浮"和"沉降"两种不同的作用趋向。

通常而言，升浮指的是具有向上、向外作用趋向的食物，其质地轻薄、气味芳香。如香菜有发散、宣通、开窍等作用，薄荷能解表从而治疗感冒，菊花、绿茶可以清利头目，治疗头痛、目赤等。

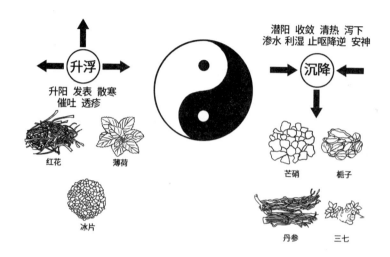

沉降指的是具有向下、向内作用趋向的食物,其质地沉实、气味浓厚。如西瓜有清热、平喘、止咳、利尿、敛汗、止泻、补益等作用,可以清热,治热病烦渴;冬瓜利尿而治小便不通;乌梅收敛而止泻痢;甲鱼滋阴,能够清退虚热等。

显而易见,升浮的食物属阳性,而沉降的食物则属于阴性。

四、食物的"归经"理论

食物性能的另一个主要方面是"归经",体现了某种食物对人体一些脏腑、经络等部位的显著作用,说明食物有重点选择性。如杏仁归肺经,能平喘止咳;菊花归肝经,能治疗目赤、眩晕;桂圆归心经,可以安神,等等。有一些食物可以同时归属几个经,这说明其应用范围大、选择性广,如核桃归肺、肝、肾经,能够纳气平喘、养血、健脑。

食物的归经理论在临床和日常生活中都有不少应用。例如,梨、甘蔗、香蕉都是性味甘寒的水果，可是因为它们的归经不同，"各走一经"，所以梨偏于清肺热，甘蔗则偏于清胃热，而香蕉偏于清大肠热。

中医还认为，食物的归经和"味"有一定的关系。通常情况下，辣味食物归肺经，甘味食物归脾经，酸味食物归肝经，苦味食物归心经，咸味食物归肾经，但这个规律也有例外，并不是绝对的。

五、食物的补虚与泻实

补性食物通常分别具有补气、助阳、滋阴、养血、生津、填精等作用，泻性食物通常具有解表、清热、解毒、行气、活血、化瘀、散风、泻火、燥湿、祛痰、利尿、泻下、凉血等作用。

总的来说，食物的性能概念是从整体的角度来说明食物对人体的不同作用，反映了食物和人体的关系。以这些概念和理论为基础，我们就可以指导饮食疗养的具体应用。

第三节 饮食对人体的作用

饮食的"性""味""归经""升浮沉降"及"补泻"等特性决定了它对人体的作用，主要表现在如下几个方面。

一、饮食可以滋养人体

在《难经》中记载："人赖饮食以生，五谷之味，熏肤（滋养肌肤），充身，泽毛。"这说明我国早在两千多年以前，就已经非常重视饮食的营养作用。

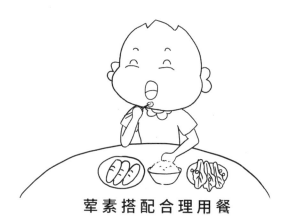

荤素搭配合理用餐

人体赖以生存的基础是饮食的滋养,中医学有个名词叫"水谷精微",指的就是这些食物中所包含的营养素。这些营养素几乎全部转化成人体的组织和能量,以满足人们生命运动的需要。

中医学是从整体观出发去认识饮食对人体的滋养作用的。它认为各种不同的食品分别可以入某脏某经,从而滋养脏腑、经脉、气血,乃至四肢、骨骼、皮毛等。饮食进入人体,经过胃的吸收、脾的运化,输送到全身,成为水谷精微,进而滋养人体。这种后天的水谷精微和先天的真气结合,形成人体的正气,维持正常的生命活动和抗御邪气(致病因素)。此外,还形成了"精"——一种维持机体生命的基本物质。"精"藏于五脏,是脏腑功能活动和思维、意识活动,即"神"的基础。"精、气、神"是人体之三宝,生命之所系,它们都必须依赖于饮食的滋养。

常见的食补方法有以下几种:

平补法分为两种,一种是应用不热不寒、性质平和的食物,例如大多数的粮食、水果、蔬菜以及部分的肉、禽、蛋和乳类食物，如白菜、鹌鹑、鹌鹑蛋、猪肉、粳米、玉米、扁豆、牛奶等。还有一种是应用既补气又补阴或既补阳又补阴的食物，如山药、蜂蜜既能补脾肺之气，又补脾肺之阴；枸杞子既能补肾阴，又能补肾阳等，这些食物适用于大多数普通人的营养保健。

清补法是应用补而不滋腻碍胃、性质平和或偏寒凉的食物，有时也以泻实性食物祛除实证，如清胃热，通利二便，增强消化吸收能力，推陈致新，以泻中求补。常用的清补食物有小米、黄花菜、萝卜、冬瓜、西瓜、苹果、梨等，以蔬菜和水果居多。

温补法是应用温热性食物进行补益的方法，适用于阳虚或气阳亏损，如肢冷、畏寒、乏力、疲倦、小便清长而频和水肿等患者。如核桃仁、大枣、龙眼肉、猪肝、狗肉、鸡肉、鲇鱼、鳝鱼、海虾等，经常作为普通人冬令进补的食物。

峻补法是应用补益作用较强、显效较快的食物来达到急需补益的目的。运用该法时应注意体质、季节、病情等条件，既达到补益目的，又不能有偏差。常用的峻补食物有鳟鱼、黄花鱼、巴鱼、羊肉、狗肉、鹿肉、鹿胎、鹿尾、鹿肾、甲鱼、熊掌等。

二、饮食可以延缓衰老

中医理论认为，生、长、壮、老、死，是人类生命的自然规律，生命最终都不可避免地要走向衰亡。假如我们注重养生保健，及时消除病因，重新调节机体功能，就能延缓衰老，达到"延年益寿"的目的。

在应用饮食调理进行抗衰防老时,中医首先会因时、因地、因人、因病之不同,做到辨证用膳,虚则补之,实则泻之,除此之外,还十分注意对肺、脾、肾三脏的调理。在生命过程中,尤其是在机体与自然界进行物质交换和新陈代谢的过程中,这三脏起着至关重要的作用。大量的临床实践也证实了,肺、脾、肾三脏的实质性亏损,以及其功能的衰退,常常会导致若干老年性疾患,如肺虚或肺肾两虚引起的咳喘,脾肺两虚引起的痰饮喘咳,脾虚或脾肺双虚引起的气短、倦怠、消化不良、营养障碍,肾虚所致的腰酸腿疼、小便失常、水肿、低热、消瘦以及健忘、牙齿松动、须发早白或脱落等未老先衰的征象。

除此之外,中医养生抗衰防老所确立的治则治法也大都从补益肺、脾、肾方面入手。根据对历代保健医疗食谱中所包含的食物成分进行统计的结果,可以看出其功效也大多都是在调补肺、脾、肾。

三、饮食可以预防疾病

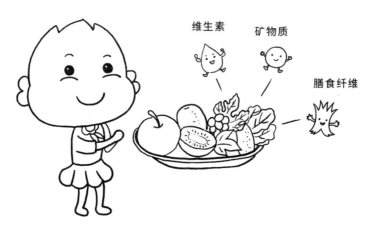

我们的身体如果发生了早衰和疾病，那么根本原因在于人体本身。假如人体正气旺盛，又能避免邪气的侵袭，那么就可以保持健康状态，否则就可能发生疾病。一切有利于维护正气、抗御邪气的措施都能预防疾病；一切损害正气、助长邪气的因素都会引起疾病，从而导致早衰和死亡。在中医的理论体系中，预防思想是其中一项重要内容。

一切饮食方面的保健措施从广义上来讲，其目的都是预防疾病、延年益寿。饮食对人体的滋养作用，本身就是一项十分重要的保健预防措施。合理地安排饮食可以确保机体的营养，使五脏功能旺盛、气血充实。现代研究结果表明，假如人体缺乏某些食物成分，就会诱发疾病。如缺少蛋白质和碳水化合物，就会造成肝功能障碍；缺乏某种维生素就会导致夜盲症、脚气病、口腔炎、坏血病、软骨症等；缺乏某些微量元素也会致病，如缺少钙质会引发佝偻病，缺乏磷质会导致神经衰弱，缺乏碘会带来甲状腺肿，缺乏铁质会造成贫血，缺少锌和钼则会导致身体发育不良等。通过食物的全面配合，或者有针对性地增加上述食物成分，就能够预防和治疗这些疾病。早在1000多年以前，中医就记载了许多用谷皮、麦麸预防脚气病，用水果和蔬菜预防坏血病，用动物肝脏预防夜盲症，用海带预防甲状腺肿大等案例。

除了从整体观出发的饮食调理，有针对性地加强某些食物营养来预防疾病外，中医学还充分发挥了某些食物的特异性作用，将其直接运用在某些疾病的预防上。例如用葱白、生姜、豆豉、芫荽等预防感冒，用甜菜汁或樱桃汁可预防麻疹，用鲜白萝卜、鲜橄榄煎服可预防白喉，用大蒜可预防癌症，用绿豆汤预防中暑，用荔枝可以预防口腔炎、胃炎引起的口臭症状，用红萝卜粥可预防头晕等。

现代研究结果证实，中医所说的某些食物的预防保健作用是有科学依据的。有的食物如大蒜有杀菌和抑制病毒的作用，所以可以防治呼吸道感染和肠道传染病等。生山楂、红茶、燕麦可以降低血脂，因此可以预防动脉硬化。这几年来，人们还提出用玉米粉粥预防心血管病、用薏苡粥预防癌症等。

目前国际医学界也日益重视食物对疾病的预防作用，科学家们已经发现有许多食物可以预防疾病，如苦瓜、芦笋、马齿苋等有防癌抗癌作用。此外，关于饮食习惯和饮食方法在疾病预防中的作用，也越来越引起科学家们的关注。

四、饮食可以治疗疾病

食物和药物都有治疗疾病的功效，然而比起药物来，食物与人们的关系更为密切，因为我们每个人每天都要吃食物，因此历代的医家都主张"食疗"胜过"药疗"。古代的医者既是这样想，也是这样做的，在实际的治疗过程中都是先用食疗，只有当食疗没有效果时，才会用药治疗。古人将可以利用食物治病的医生称为"上工"，例如宋代的《太平圣惠方》中就这样写道："夫食能排邪而安脏腑，清神爽志以资气血，若能用食平疴，适情遣疾者，可谓上工矣。"

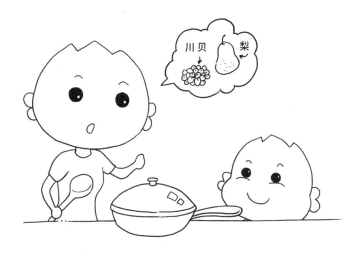

概括起来，食物的治疗作用有三个方面，即"补""泻"与"调"。

补——补益脏腑。人体之所以会产生各种疾病，组织、器官和整体的机能低下是一个重要的原因。在中医学上，将这种病理状态叫做"正气虚"，其所引起的病症统称为"虚证"。根据虚证所反映的症状和病机的不同，还分为肝虚、心虚、脾虚、肺虚、肾虚，以及气虚、血虚等等，主要的临床表现有心悸气短、全身乏力、食欲不振、食入不化、咳嗽虚喘、腰膝酸软等。

中医主张体质虚弱或慢性虚证患者可以用血肉有情之品来滋补，例如虚劳者可服用鸡汤，产后血虚者可服用当归羊肉汤，病愈后的调理可饮用牛乳，胎盘粉可用于补肾强身，而猪骨髓可用于补脑益智，动物的脏器可用于滋补相应的脏腑等。

米面果菜等也有助于改善人体机能、补益脏腑气血。比如粳米可补脾、和胃、清肺；荔枝可以甘温益血、益人颜色，身体虚弱、病后津伤都可用它们来滋养调摄。花生有健脾和胃、滋养调气的功效，营养不良和乳汁缺乏都均可用来补虚益气。银耳有益气生津等作用，可用于肺脾两虚、津亏阴虚体弱之人等。

泻——泻实祛邪。外部致病因素侵袭人体，或内部功能的紊乱和亢进，都会令人发生疾病。如果病邪较盛，在中医上称为"邪气实"，其证候则称为"实证"。假如同时又有正气虚弱的表现，则是"虚实错杂"。此时要"祛邪安脏"，就是既要针对病情进行全面的调理，又要直接去除病因。如大蒜治痢疾，山楂消食积，鳗鱼治肺痨，薏米祛湿，藕汁治咳血，赤豆治水肿，猪胰治消渴，蜂蜜润燥等。

有些食物的治疗作用有多方面，如鸡蛋除了丰富的营养作用之外，还可以调节脏腑功能、清解热毒等。李时珍说："鸡子黄补阴血，解热毒，治下痢甚验。"

调——调和阴阳。人体要想维持健康状态，免受病邪的侵袭，必须保证生理机能和谐协调。在中医学理论上，将人体内对立统一的双方（包括物质和功能各方面）分为"阴""阳"两大方面，中医提出，生命活动的基本条件就是阴阳双方的调和，想要维持阴阳调和就必须做到饮食得当。此外，由于阴阳失调而导致的疾病状态，利用饮食的性味也可以进行调节。

根据阴阳失调的不同情况，可以用饮食扶阳抑阴、育阴潜阳、阴阳双补等很多方法。如阳虚的人可用温补的方法，选牛肉、羊肉、狗肉、干姜等甘温、辛热类食品补助阳气；而阴虚的人应该用清补的方法，选百合、淡菜、甲鱼、海参、银耳等甘凉、咸寒类食品养阴生津。

中医学上分别用"寒""热"来表示人体内因为阴阳失调而出现的两种性质相反的病变状态。通常寒证多为阴盛阳衰，即阴邪盛、阳气衰，主要表现有畏寒喜暖、四肢不温、腹痛喜按、苔白脉迟等。热证则多为阳盛阴衰，即阳邪盛、阴邪衰，主要表现有发热口渴、面红耳赤、腹痛拒按、苔黄脉数等。根据"寒则热之，热则寒之"的治疗原则，可以利用饮食的寒热温凉四种特性，相应地调整人体的寒热状态，从而达到治疗疾病的目的。

偏热的体质或热性疾病，可选用性质属寒的食品。瓜果、蔬菜中性寒者偏多，如梨汁、藕汁、橘汁等可用于清热、止渴、生津；西瓜、茶水等可清热、利尿；萝卜、甘草可治外感喉痛；芫荽、荆芥能清热、解表；赤小豆、白扁豆可清热除湿等。

偏寒的体质或寒性疾病，可以选用性质属热的食品。调味品多数属于性热，如胡荽面、姜糖汤可温中发汗，辣椒、生姜可以通阳健胃，胡椒、茴香可治胃寒痛，小茴香和石榴皮煎服可以用于治疗痢疾，葱白和生姜煎服可用于治疗风寒外感，大茴香炒焦研末，红糖调和，黄酒冲服可用于治疗疝气疼痛等。

第四节　宜忌得当才能营养适中

在临床诊断中，医生常常会遇到病人提出这样的问题："我该

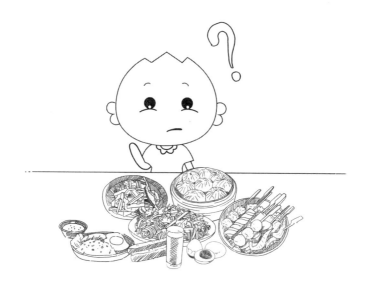

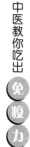

吃些什么东西来补身体？"对于中医来说，要回答这个问题并没有那么简单。

有很多人以为，中医所谓的"营养观""营养学"，无非就是多吃些燕窝、鱼翅、熊掌、鹿肾，或是在鸡肚子里放些黄芪、枸杞之类一起炖，其实这是个误解。

在营养方面，中医认为病人和正常人的饮食内容不应该也不可能是同一个模式，应该因人、因地、因时、因病而有所不同，也就是中医所说的饮食"宜"与"忌"。

饮食的宜与忌实际上是强调饮食的针对性，要能做到"看人下菜碟儿"。饮食的营养和用药物防治疾病一样，要做到"辨证用膳"。

古人的饮食营养观念是建立在适宜与否的基础之上的。汉代的大医家张仲景曾经说过："所食之味，有与病相宜，有与身为害。若得宜则益体,害则成疾。"后世的医家十分赞同这个观点,并在此基础上将其发扬光大。唐朝时的著名医家孙思邈说:"安生之本,必资于饮食。不知食宜者,不足以存生也。"所以,品评饮食的营养价值,无论是用于食补还是食疗,都应该重点关注其是否适宜,而不应该一味追求珍、奇、名、贵。

饮食的宜与忌体现的方面包括:体质、地域、季节、年龄、病情,还有饮食的调配、用法、用量。

中医的体质学说认为,人体可以分为几种不同的气质类型。如形瘦、善动、易怒的"木火质",体胖、身懒、嗜睡的"痰湿质",面白、肢冷、畏寒的"阳虚质"等。

针对不同的体质,饮食的内容都有各自的宜与忌。"木火质"体质的人宜多吃水果、蔬菜、谷豆、奶蛋等清淡润燥类食品,忌吃牛、羊、狗、肉、无鳞鱼、海鲜类及辛辣、生火、助阳性质的食品。"痰湿质"体质者宜多吃水果、蔬菜、

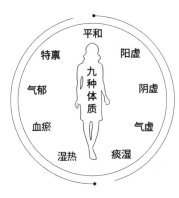

谷豆等清淡或利湿类食品,忌肥肉、奶类油类等滋腻、生痰、助湿类食品。而"阳虚质"体质的人宜多吃鱼禽、肉、蛋、适量的辛温等类食品,忌吃冷荤、冷饮、过量的水果与蔬菜。

根据气候、地域的不同,其饮食的宜忌也有所差异。通常来说,在高寒、寒湿地区生活的人,应以辛温、辛热、助火、补阳类食物为宜,如花椒、辣椒、羊肉、狗肉等;忌吃寒凉、降泄性

质的食物，如莜麦、荞麦、苦瓜及冷饮、冷荤等。而生活在温热、湿热地区的人，以辛凉、甘凉、甘寒、清凉降火性质食物为宜，如水果、蔬菜、冷食、冷饮、冷荤、河产、海产品等；忌辛辣、助火、补阳类食物。

早在两千多年前的《周礼·天官》中，就已经对四季饮食的宜与忌做了十分具体的说明。例如，书中说夏季多汗，应多进食羹汤一类的饮食；而冬季多寒，应适当多用些辛热的饮料等。

我国幅员辽阔，民族众多，各民族的食品风味有很大的不同，这与它们各自所处的气候、地域，以及各自的体质特点息息相关。我们平时常说的"南甜""北咸""东辣""西酸"，就与它们的生理和环境有关。

最近这些年，在老年和儿童的营养方面所出现的偏差，其实也是由于不够重视饮食在年龄方面的宜忌问题而导致的。

根据中医的说法，不同年龄段的人饮食宜忌是有差异的。中医认为，儿童是体质娇嫩的"纯阳之体"，所以忌食辛热、补气、温里、助阳和滋腻味厚的食品和补品。比如，目前在一些独生子女人群中，有许多出现了由于食用牛奶、巧克力、鱼、肉、蛋、禽等食品过量，而导致了肥胖病、食欲不振、消化不良，甚至出现内分泌系统紊乱症等，这些都是中医营养的禁忌。

中医理论认为，普通老年人的体质是"阴常不足，阳常有余"，临床表现多为口干、舌燥、口渴、眩晕、面赤、烦躁、性急、肢麻、身颤、便秘等。所以，此类人群的饮食调养宜以清淡为主，即使是补益，也以进食乳、蛋、豆制品类平补、清补之品为宜，而对于无特殊病症的老人来说，应忌食羊肉、狗肉、海虾、鹿胎、鹿茸、人参以及各种"鞭酒"等。在临床中，有许多老年人由于营养不当，或是过量食用辛热助阳之品，引起不良后果的现象屡见不鲜。

关于病情方面的饮食宜忌则要更复杂。大致而言，根据病情的寒、热、虚、实不同，在饮食的选择上也有寒热、温凉、升降、补泻等差异。得当为宜，失当为忌。

以前在临床中，常常不分病情，一律采用橘子汁作为唯一的营养饮料，从中医理论的角度，这样做肯定不合宜。历代本草记载，橘肉、橘汁与橘皮的功效不同。橘汁性凉，甘酸化阴，虽有一定的润肺作用，但也有"生痰助气""作饮"之弊。食欲不振、腹胀、痰多、水肿、小便不利者，都不宜过量进食。除此之外，在现在的临床和生活中，老人和婴幼儿群体不当食用牛奶，造成食欲减退、腹胀、消化不良性泻泄等症者，也是因为不注意饮食的宜忌而造成的。

在我国的古典中医名著《黄帝内经》中提出"食饮有节"和"谨和五味"的法则，这是中医营养学一直所恪守的。前者要求在饮食的内容和用量等方面都要有节制，避免贪食无度；后者要求饮食的内容注意调配，避免内容单一和偏食。在《内经》中有这样一句话："饮食者，热勿灼灼，寒勿沧沧，寒温中适。"意思是说，在调配饮食时应避免单一和偏食。只要注意看一下我们民族的膳食谱，就可以发现古人在食料调配上受到了大量"阴阳五行"学说的影响。寒凉性质的鱼、虾、蟹常调配温性的葱、姜、蒜。炒苦瓜配辣椒，凉拌菠菜佐以芥末，道理也是一样。津菜熬炖鲇鱼为防止温热上发之性，常佐加凉性的苣荬菜。广东人吃菠萝，经常会蘸上寒性的食盐，目的也是为了避免吃太多菠萝导致热性不良反应，如嘴发红、舌刺痛等。

中医反对偏食、挑食，过多食用油腻和葱、蒜、辣椒等辛散之品，还有年轻人贪吃冷饮和瓜子、糖果一类的零食，这些也都是中医不提倡的。

此外，一味以蔬菜、水果和有限的米面粗粮当主食，过分追求饮食的清淡，同样是中医所忌。在临床上，为了减肥而长期节制脂肪、蛋白和糖类食品，而导致低血糖症和其他营养不良症者也不在少数。

《内经》上说："五谷为养，五果为助，五畜为益，五菜为充，气味合而服之，以补中益气。"意思是说，以米、谷、豆类等粮食为主食，再佐以各种肉类与蔬菜作为丰富的副食，餐后再吃一些新鲜的水果和饮料。做到饮食宜忌得当、营养适中，才能增进营养、补益身体。

第五节　平衡节制是健康饮食根本

导致疾病和早衰的一个重要原因是饮食失度，我国古代的养生家非常重视适度饮食，有许多精辟论述和具体方法阐述。在《内经》中就明确提出了饮食过度的危害，如"饮食自倍，肠胃乃伤""饮食不节，起居不时者……则䐜满闭塞（腹部胀满堵塞），下为飧泄（腹泻），久为肠澼（痢疾）"等。此后，历代的医学家和养生家也陆续总结整理出大量宝贵的经验，概括起来大致有以下几个方面。

一、健康饮食要定时定量

孙思邈在《千金要方》中写道："饮食以时，饥饱得中"，又说："每吃不重用"。这里说的意思就是吃饭要定时定量。这对于维持胃肠的正常功能，保持其工作的规律性是相当重要的。早在春秋时期的《尚书》中就有"食哉惟时"的描述，《千金要方》中又说："饮食以时。"我国传统的一日三餐制是有科学依据的。现在有一些人提出多餐制，即不分时间随意进食，这其实会打乱胃肠正常的消化规律，对健康显然是不利的。还有人提出用挨饿的方法来保健益寿，这估计只对于需要禁食的病人才适用。此外还有废止朝食论也颇有一些拥趸，和节制饮食、饥饿疗法一样，也应该因人制宜地去为确定饮食制度服务。

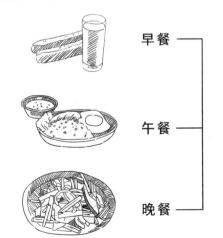

定时定量才是健康饮食方式，并且养成三正餐一定要吃的习惯。

陶弘景在《养性延命录》中说："饮以养阳，食以养阴，食宜常少，亦勿令虚。"《修真秘要》中还主张"食欲少而不欲顿，常如饥中饱，饱中饥"。这种理论提倡饮食适可而止，要求人们经常处于不饥不饱的状态，与现代科学所主张的观点是高度一致的。一次的饮食过量会让胃的负担陡然加重，引起胃痛、呕吐、腹胀、嗳气等症状，严重者会导致急性胃炎、肠炎、胰腺炎、胃穿孔等。"一日暴，十日寒"，这样做对身体造成的危害是很难挽回的。古人主张"不欲极饥而食，食不过饱；不欲极渴而饮，饮不过多"，说的就是避免饥不择食、渴不择饮，一旦出现饥渴难耐的情况，应该做到缓缓进食、渐渐饮水，这样才能避免身体受到伤害。

二、健康饮食要冷热适宜

《灵枢》说："饮食者，热无灼灼，寒无沧沧。"意思是饮食不能太热或太凉，人一旦吃了过寒或过热的食品，就会损害胃脏，甚至引发疾病。胃喜暖而恶寒，凡是生冷、凉食都不应该多吃，否则容易出现腹痛、泻痢等症状。尤其是体虚胃寒的人，包括儿童与老人等，更应该慎重。中医认为，寒饮不仅会对脾胃造成损伤，而且也会损害肺及其它脏腑。

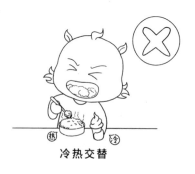

冷热交替

同样地，饮食也不能太热，热则反伤咽喉、胃脘。有报道说华北地区的居民喜欢饮用滚烫的开水、喝热粥等，因此那里的人们食道癌的发病率较高。这是因为过烫、过热的食物会烫伤食管壁上皮细胞，为了弥补损失，上皮细胞就必须加快新生速度，假如在增生的基础上一直受到外界的刺激，就很容易恶化致癌。因此，孙思邈在《千金翼方》中说："热食伤骨，冷食伤肺，热无灼唇，冷无冰齿。"

三、健康饮食要安静愉快

在食前和食中保持安静愉快的情绪能够帮助胃的消化，十分有利于保持身体的健康。与此相反的情绪，则会产生很坏的影响。如《素问》中说："怒则气上，喜则气缓，悲则气消，恐则气下，惊则气乱，思则气结。"人体在气血紊乱的情况下，很难保证消化功能的正常进行。古人说："食后不可便怒，怒后不可便食。"推而广之，在进食过程中应尽力排除所有不良的情绪，避免危害健康。

音乐对于饮食的消化和吸收有很大的帮助。《寿世保元》中说："脾好音声，闻声即动而磨食。"道家著作中亦有"脾脏闻乐则磨"之说。从中我们或许可以得到一些启发，柔和轻快的音乐和舒适整齐的环境，都可以作为一种良性刺激而通过中枢神经系统来调节人体的消化吸收功能。反之，喧闹嘈杂的声音，刚强激昂的节奏，缠绵悲凉的声调，混乱不堪的环境，必然会对情绪和食欲造成损害，甚至危害人体的健康。

四、健康饮食要细嚼慢咽

在我们进食和消化过程中，咀嚼是重要的一环。在进食时细嚼慢咽，可以促进唾液大量分泌。唾液中的淀粉酶可以帮助食物消化，溶菌酶和一些分泌性抗体有助于杀菌解毒。而缓食又可以使胃、胰、胆等消化腺得到一些柔和的刺激，促使其逐渐分泌消化液，从而不至于因"狼吞虎咽"而使消化器官难以适应。

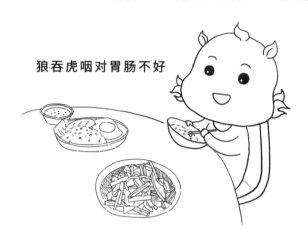

狼吞虎咽对胃肠不好

五、健康饮食要五味调和

中医将食物分为酸、苦、甘、辛、咸五味，都是人体不可或缺的部分，分别对人体产生不同的作用。中医学主张饮食的五味要搭配得当，不能让某味过偏，否则就会使某一味的作用过强，反而会影响身体健康，甚至引发诸多疾病。

在《内经》中十分注重五味的调和，反对五味的偏嗜。《素问》中说："是故多食咸，则脉凝泣（血流不畅）而变色；多食苦，则皮槁（皮肤不润泽）而毛拔（毛发脱落）；多食辛，则筋急而爪枯（指甲干枯）；多食酸，则肉胝䐢（变硬皱缩）而唇揭（口唇掀起）；多食甘，则骨痛而发落，此五味之所伤也。"意思是说，食物太咸，会使血脉凝塞不畅，令颜面色泽发生变化；食物太苦，会使皮肤枯槁而毫毛脱落；过食辛味，会使筋脉劲急而爪甲枯干；过食酸味，会使肌肉粗厚皱缩而口唇掀揭；过食甘味，则会使骨骼疼痛而头发脱落，这是偏食五味所造成的损害。

根据五味入五脏的理论，五味的偏嗜会令某脏之气偏胜，这样会对人体的协调统一造成破坏，从而引发疾病。例如味过于甘，会因甜滞伤胃，影响消化吸收。味过于咸，又会渗透伤肾，影响肾的功能。因此《素问》说："阴之所生，本在五味；阴之五官，伤在五味。"意思是说，阴精的产生来源于饮食五味，但是产生和收藏阴精的五脏，却会由于饮食五味的太过而受到伤害。

《内经》中说："谨和五味，骨正筋柔，气血以流，腠理以密，如是则骨气以精，谨道如法，长有天命。"这段话的意思是说，要注意调和饮食五味，这样才能使骨骼正直，筋脉柔和，气血流通，毛孔固密，才能确保人体的健康，增强体质。假如人们能够严格而谨慎地遵守养生法则，就能够享有天赋的寿命。

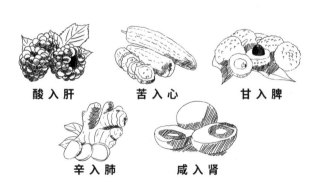

酸入肝　　苦入心　　甘入脾

辛入肺　　咸入肾

从现代科学的角度来看，中医学五味调和的观点也是很有科学依据的。举例来说，中医素来都强调不能服用过量的食盐。因为咸味吃得太多，就会出现骨骼受伤、肌肉萎缩、心气抑郁等现象，现代的科学实验得出的结论也充分证明了这一点。

第三章

现代医学对饮食之于免疫力的认识

我们吃掉的食物最终都会转化成营养素被身体吸收，然后才能提升免疫系统的功能。因此，我们摄入的营养素要符合科学的人体需求，即蛋白质、脂肪、碳水化合物（糖类）、维生素、无机盐和水分别占有合理的比例，才能保证免疫系统正常工作。如果营养不调，身体对外界致病微生物的抵抗能力就会下降，疾病会由此而生。

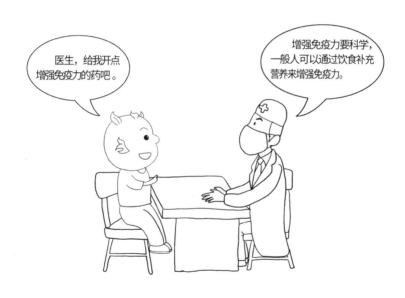

第一节　补充营养提升免疫力

食物内能供给人体营养的有效成分，称为"营养素"。人类为了维持生命与健康，提高机体免疫力，保证生长发育和从事劳动，每天必须摄入一定数量必需的各种营养素。

一般来说，营养素大致分为六种类型，即蛋白质、脂肪、碳水化合物（糖类）、维生素、无机盐和水。这些营养素由化学元素碳、氢、氧、氮、磷、硫、钾、钠、镁、钙、铁等组成，它们的功用各有专司，但是也有的营养素兼有几种功用。营养素的主要功用就是构成躯干，修补组织，供给热能和调节生理机能。

对我们身体而言，营养素如果不足或缺乏，时间长了，免疫力就会下降，不是瘦弱，就是生病。为了使我们的膳食中含有各种适量的营养素，就应该懂得这些营养素的食物来源。因为只有知道了各种食物含有哪些营养素，然后才能适当去选择食物，配制和烹调出合乎营养的平衡膳食。

一、蛋白质：免疫卫士的物质基础

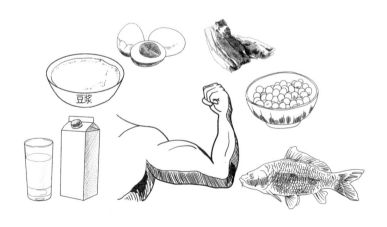

蛋白质一词来源于希腊语，其意为"第一、重要"，表明这种营养素对人体健康的重要性。它是机体所有组织、酶、激素

等的重要组成成分，是人体生命活动第一重要的物质，与生长发育、组织修复、新陈代谢、免疫功能以及内分泌功能等密切相关。

1. 蛋白质对免疫系统至关重要

蛋白质对人体的免疫系统至关重要，是构成白细胞和抗体的主要成分。实验证明，蛋白质严重缺乏的人，会使免疫细胞中的淋巴细胞数目大量减少，造成严重的免疫功能下降。免疫系统分为特异性免疫及非特异性免疫两种。前者指专门对一种细菌的防御力，如对抗结核菌的抗体，只对结核菌有效。至于非特异性免疫，是指对任何种类的细菌和病毒都能抵抗并消灭它们的防卫力，如干扰素能抵抗感冒病毒等。抗体是一种免疫球蛋白，我们有时生病却不药而愈，就是抗体发挥了防卫功能。但当体内的蛋白质不够时，身体无力制造抗体，于是对细菌的免疫力就减弱了。干扰素是特殊的蛋白质，机体在制造干扰素时，需要用蛋白质做原料，用维生素 C 做辅酶。蛋白质不够，维生素 C 缺乏，干扰素也就无法合成了。免疫系统里的常备主力军是白细胞和淋巴细胞，构成这些细胞的主要物质也是蛋白质。因此，我们必须供给身体足够的蛋白质，才能维持强而有力的免疫系统。

2. 何谓优质蛋白质

人体和食物中的蛋白质都是由 20 多种氨基酸所组成的，其中有 8 种氨基酸是人体不能合成或合成的数量不足以满足机体的需要，必须从食物中获得，因此被称为必需氨基酸。如果蛋白质包含了所有的必需氨基酸，而且数量充分、比例合适，那么这种蛋白质在营养学上就被称为完全蛋白质或优质蛋白质，例如，鸡蛋、牛奶、肉和大豆中的蛋白质就是优质蛋白质，将两种或多种食物混合食用可以大大提高食物蛋白质的营养价值，即蛋白质的互补作用。动物性蛋白质含有人体必需的各种氨基酸，因而营养价值较高；植物性蛋白质中，某些氨基酸如色氨酸和蛋氨酸含量较少。因此，宜将动物蛋白质和植物蛋白质混合食用，以发挥蛋白质的互补作用。

3. 蛋白质的供给量

为了维持机体组织的生长、更新和修补，人体每日究竟需要通过膳食摄入多少克蛋白质才能满足机体需要呢？这些蛋白质的食物来源又应如何组成呢？要解答这些问题，我们必须从氮平衡谈起。

氮平衡是反应体内蛋白质代谢情况的一种表示方法，正常成人每日食进的蛋白质主要用以维持组织的更新修补，当膳食中蛋白质供应适宜时，氮的摄入量与排出量相等，这种情况称为氮的总平衡。体重65公斤的人每日排出氮约为3.5克，按一般蛋白质中含氮16%计算，相当于22克蛋白质。这个数值代表人体在不食蛋白质时，蛋白质每日的分解量。实验证明，食进22克普通蛋白质尚不足以维持氮的总平衡。原因之一是食物蛋白质的组成与体内蛋白质的组成不同，不能被机体全部利用。通常质量高的蛋白质利用率高（如动物性蛋白质），成人每日需要食进40克动物蛋白质或60克植物蛋白质才能补足体内蛋白质的分解，维持氮的总平衡，此值称为蛋白质的最低生理需要量。

"需要量"是只就一般的情况来说，有一定局限性。每个人的体质状况都不一样，又要应付许多特殊情况，如疾病、感染、中毒、缺氧、精神紧张等。所以不能用"需要量"作为衡量人群蛋白质营养状况的标准。而必须在"需要量"的基础上，增加一定数量，才可作为人群供给量标准。

世界粮农组织和世界卫生组织提出蛋白质需要量不分男女均为每日每千克体重0.75g，这是对优质蛋白质而言。我国膳食构成以植物性食物为主，蛋白质的质量及消化率较差，所以，成年人蛋白质推荐摄入量为每日每千克体重1.16g，老年人为每日每千克体重1.27g。

二、脂肪：必不可少的人体燃料库

脂质是油脂肪和类脂的总称。食物中的油性物质主要是油和脂肪，一般把常温下是液体的称作油，而把常温下是固体的称作脂肪。

1. 脂肪有"好""坏"之分

脂肪是由三酰甘油和脂肪酸所组成的。脂肪酸的种类很多，其碳链的长短也不一样。含2~4个碳原子的脂肪酸称为短链脂肪酸，含6~10个碳原子的脂肪酸称为中链脂肪酸，长链脂肪酸含有12~24个碳原子。碳链中没有双键的称为饱和脂肪酸，即"坏"脂肪；含有双键的脂肪酸称为不饱和脂肪酸，即"好"脂肪。根据脂肪酸中双键的多少，又将脂肪酸进一步分为单不饱和脂肪酸（含有一个双键）和多不饱和脂肪酸（含有两个或两个以上的双键）两种。

膳食中既含有饱和脂肪酸，又含有单不饱和脂肪酸和多不饱和脂酸。通常植物来源的脂肪中的多不饱和脂肪酸的含量比较高，而动物来源的脂肪中多不饱和脂肪酸含量较低。

2. 脂肪的饮食注意事项

饮食中的脂类多少直接影响着人体血浆中脂质的高低，因此对饮食中脂类的供给问题越来越引起了人们的重视。为了预防血脂过高，对饮食中脂类供给我们应注意以下几点：

第一，对老年人和动脉粥样硬化患者，应供给低脂肪低胆固醇饮食，尽量避免食用动物脑、髓、内脏和鱼子等含胆固醇高的食物。

第二，以植物油代替动物脂肪。动物脂肪中含饱和脂肪酸较多，能提高血浆胆固醇的浓度和性质，在动脉硬化斑块中沉着时不易返回血液，容易导致心肌梗塞。植物油中含胆固醇较少，而含不饱和脂肪酸较多，可使血浆胆固醇降低。另外，植物油中还含有维生素 E，有扩张小血管和抗凝血的作用，对防止血管栓塞是有益的。

第三，饮食以植物性食物为主。植物性食物中含有植物固醇（如豆固醇、谷固醇），不但本身不能被吸收，而且有抑制小肠对胆固醇吸收的作用。在大豆和谷类粮食中含植物固醇较多，所以多吃些豆类和豆类制品不仅能得到丰富的营养，还能阻止人体对胆固醇的吸收。另外，新鲜蔬菜和水果有丰富的维生素和无机盐，而维生素多有促进脂类代谢的作用。因此，多吃植物性食物对预防血脂过高是十分重要的。

对人体和动物研究表明，高脂肪饮食可增加人类和动物的肿瘤发病率。乳腺癌与脂肪食物有关，在世界上吃低脂肪和高脂肪食物的国家之间，乳腺癌的死亡率可相差 5~10 倍。结肠癌也与动物脂肪摄入过多有关，吃肉食的人发生结肠癌的危险性为吃素食人的 2~3 倍。饮食中高脂肪也可增加子宫内膜癌的危险性，肥胖者比普通人危险 2~4 倍，可能由于高脂肪饮食可通过内分泌作用诱发某些肿瘤。

3. 脂肪的食物来源

一般情况下，动物性食品中，鸡肉、鸭肉、兔肉等含脂肪相对少些，不饱和脂肪酸的含量比猪、羊、牛要多，蛋白质的含量也较高。瘦肉及动物内脏脂肪含量也少，含不饱和脂肪酸也多。因此在选择膳食脂肪时，除力求以植物为主，动物油脂应尽量选择优质动物性食物，如禽蛋类、鱼类及瘦肉等，并应摄取一定动物内脏，如肝脏（老年人应避免食用过多高胆固醇食物，特别是脑、脊髓）等。这样，既可以保证获得足够的必需脂肪酸、脂溶性维生素，又可以避免食入过量饱和脂肪酸及胆固醇。

膳食中脂肪的供给量，受饮食习惯、季节和气候的影响，变动范围较大，应灵活把握，而脂肪在体内的供能作用又可被碳水化合物代替。故每日膳食摄入的脂肪只需满足必需脂肪酸及保证脂溶性维生素的吸收等作用即可。一般认为每人每日摄入 50 克左右就能满足上述要求。

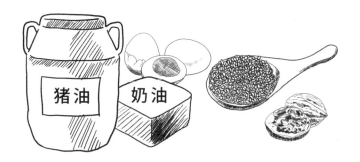

三、糖：生命活动的主要能源

糖是由碳、氢、氧三种元素组成，大多数分子中氢和氧之比为 2∶1，正像水分子的组成比例，所以又称为碳水化合物。根据糖的结构不同，可分为单糖、双糖、多糖和膳食纤维。

1. 糖的分类

第一，单糖：主要有葡萄糖、果糖和半乳糖等。单糖只含一个糖分子、易溶于水，可不经消化液的作用，直接被身体吸收和利用。

葡萄糖主要存在于植物性食品，尤以水果中最为丰富。人体血液中的糖主要是葡萄糖，饱食后大量葡萄糖进入血液，血液中葡萄糖浓度可显著升高。果糖是最甜的一种糖，多存在各种水果中，蜂蜜中含量最多，因而蜂蜜的甜度很大。半乳糖是由乳糖分解而产生的，它不单独存在于天然食物中。

第二，双糖：由两个单糖分子去掉一个水分子而成，如蔗糖、麦芽糖、乳糖。双糖易溶于水，需经分解为单糖以后，才能被吸收利用。

蔗糖的甜度仅次于果糖，经酸或酶的作用，分解为一分子葡萄糖和一分子的果糖。麦芽糖在谷类种子发出的芽中含量较多，尤以麦芽中含量最多，所以叫麦芽糖。含淀粉的食物在口腔中经唾液淀粉酶的作用，即可变为麦芽糖。乳糖存在人和动物的乳汁中，不易溶于水，可分解为一分子葡萄糖和一分子半乳糖。

第三，多糖：由许多单糖分子结合而成的，无甜味，不溶于水，但经消化酶作用可分解为单糖。

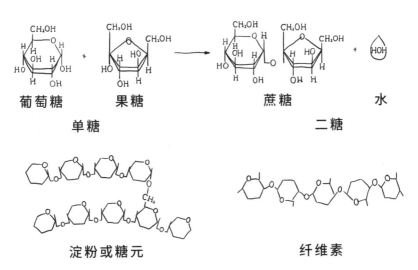

2. 糖类的生理功能

第一，供给热能。糖为供给人体热能最主要、最经济的来源，可以减少蛋白质单纯作为供给热能的分解代谢，而有利于改善氮平衡情况，增加体内氮储留量，此种作用称之为碳水化合物节约蛋白质的作用。

第二，构成身体组织。糖蛋白、核蛋白、糖脂等都有糖参加组成,糖原存在肝、肌肉等各组织器官中,因此,糖是构成身体组织不可缺少的原料。

第三,维持心脏和神经系统正常功能。心脏活动主要靠磷酸葡萄糖和糖原供给热能。神经系统除葡萄糖外,不能利用其他物质供给热能,所以血中葡萄糖是神经系统热能的唯一来源。当血糖降低时,可出现昏迷、休克甚至死亡。

第四,保肝解毒作用。当肝糖原储备较多时,肝脏对某些化学毒物有较强的解毒能力,对各种细菌感染引起的毒血症也有较强的解毒作用。保证身体糖的供给,保持肝脏含有丰富的糖原,既可保护肝脏本身免受有害因素的损害,又能保持肝脏正常的解毒功能。

第五,维持脂肪的代谢正常。糖对脂肪在体内的代谢有密切关系,脂肪在体内代谢所产生的乙酰基必须与草酰乙酸结合进入三羧酸循环中才能被彻底氧化燃烧。草酰乙酸的形成是葡萄糖在体内氧化的中间产物,所以脂肪在体内的正常代谢,必须有糖存在。

3. 糖的供给量和来源

糖的供给量依工作性质和劳动强度而定,一般认为可占总热量的60%~70%,通常成年人每日每公斤体重约需糖4~6克,运动员每日每公斤体重约需糖8~12克。

糖的主要来源是谷类和根茎类食品,例如各种粮食和薯类均含有大量淀粉(多糖)和少量的单糖和双糖。其次还可来自各种食糖,例如蔗糖和麦芽糖等,蔬菜、水果也含有少量单糖。

4. 膳食纤维

膳食纤维是一种多糖，它既不能被胃肠道消化吸收，也不能产生能量。但是，膳食纤维越来越受到营养学家的重视，被称为"第七营养素"，这是因为其与许多疾病的发生有关。

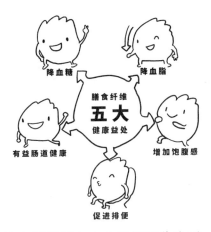

膳食纤维包括有许多种，如按它们是否在水中溶解可分为可溶性纤维和不溶性纤维。

膳食纤维的功能是多样的，第一个功能是在盲肠的发酵作用。纤维在结肠内的细菌群作用下发酵，产生挥发性脂肪酸、甲烷、氢、二氧化碳和氨等代谢副产品，此发酵过程促进了肠道有利细菌群的繁殖，使肠道有利菌群的总数增加。第二种功能是增加粪便的重量。没发酵的纤维有很强的吸水能力，它们是增加粪便重量的唯一膳食成分。粪便重量增加后，它们通过肠道的时间缩短。纤维的第三种功能是能与许多化学成分结合并促进它们的排出，而这些化学成分中有一些是对机体有潜在危险的成分，如病毒、胆酸、脂肪酸、致癌物和植物毒素。纤维的第四种功能是降低体内的胆固醇。

由于膳食纤维具有以上的功能，因此同许多疾病的发生有关，最明显的是便秘，另外还有糖尿病、高脂血症、大肠癌、肥胖、高血压，以及某些肠道炎症性疾病、十二指肠溃疡、反流性食道炎等。

当然，膳食纤维也不是绝对无副作用，如果摄入过量，就易发生肠梗阻。因此，在摄入膳食纤维的同时，应注意饮用足够的水。另外，由于膳食纤维在体内能与许多化学成分，特别是机体所需的某些矿物质，如钙、锌、铁等微量元素结合，从而减少了这些营养素的吸收，影响机体的健康。

四、维生素：维持生命的必需营养素

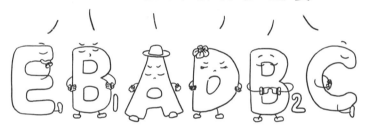

维生素是维持人体生命正常机能不可缺少的一种营养素，可分为两大类：一类是脂溶性维生素，它溶于脂肪而不溶于水，其吸收与脂肪的存在有密切关系，如维生素A（视黄醇）、维生素D（钙化醇）、维生素E（生育酚）、维生素K（凝血维生素）等；另一类是水溶性维生素，它溶于水而不溶于脂肪。如维生素B_1（硫胺素）、维生素B_2（核黄素）、维生素C（抗坏血酸）、维生素PP（烟酸）等。各种维生素虽不构成机体组织，也不供给热能，但却是调节物质代谢、保证机体正常生理功能所不可缺少的一类化合物。

维生素大部分在体内不能合成，一般情况下储存量很少，必须经常从食物中摄取。各类食物维生素的种类、数量差异很大，而且有的维生素性质又很不稳定，容易在食物加工、储存和烹调中受到破坏。因此合理地选择食物，正确的储存、加工和烹调，对人类获得必要的维生素是十分重要的。

人体摄入维生素必须适量，不足会引起维生素缺乏症，过多对身体同样是有害的。只有了解维生素的作用和用途，正确使用方能取得较好的效果。维生素的种类很多，现择重要的分述如下：

1. 维生素A

维生素A即视黄醇，多存在动物肝脏中。植物中不含维生素A，但一般黄绿色植物中，如胡萝卜、绿叶菜等，含有胡萝卜素类的物质，被吸收后可在体内转变成具有生理活性的维生素A。但胡萝卜素的吸收率远远低于维生素A，而吸收后在体内转换成维生素A的转换率为1/2。

维生素A的生理功能有：

第一，维持正常视觉。若维生素A缺乏，视紫红质的合成受到影响，暗适应能力降低，进一步引起干眼病。

第二，维持上皮组织结构的完整与健全。当维生素A缺乏时，上皮细胞过度角化，不仅在皮肤中出现，还可发生在呼吸道、消化道、泌尿生殖器官的黏膜，因而引起一系列的疾病。

第三，影响生长和发育。动物试验表明，维生素A缺乏时啮齿动物睾丸发育迟缓、胎盘形成异常。人类缺乏维生素A时生长发育迟缓，缺乏维生素A的孕妇生产的新生儿体重较轻。

第四，影响造血机能。实验动物的研究表明，维生素A缺可造成缺铁性贫血。在普遍缺乏维生素A的地区，常会引起营养性贫血。

第五，维持内耳功能的正常。实验证实听觉受体功能依赖于维生素A，人类进食缺乏维生素A膳食15个月后，发现听力受损。

第六，和机体免疫机能有关。实验证明维生素A缺乏可影响抗体的生成，造成抵抗力低下，易患麻疹、肺炎及结核。另外，实验证明维生素A有抑癌、治疗和预防癌变的作用。

2. 维生素D

维生素D为类固醇衍生物，具有抗佝偻病作用，故称为抗佝偻病维生素。其种类很多，以维生素D_2（麦角钙化醇）及维生素D_3（胆钙化醇）较为重要。维生素D大部分是在体内合成，仅少部分来自食物。

维生素D对人体的钙、磷代谢和骨骼生长极为重要，能促进钙的吸收，促进骨骼和牙齿的钙化和正常发育。

由于维生素D可在体内贮存，要慎防维生素D中毒，但通过食物摄入一般不会引起维生素过多症。

3. 维生素E

维生素E又名生育酚，目前已知的有八种，都具有相似的生理功能。维生素E具有较强的抗氧化能力，有利于维持各种细胞膜的完整性。动物实验发现，维生素E与性器官的成熟及胚胎发育有关。此外，维生素E在维持骨骼肌、心肌、平滑肌以及外周血管系统的结构和功能方面也具有重大作用。人若长期缺乏维生素E可发生细胞性贫血，还可影响胶原代谢及某些代谢酶系统的活力增高。

维生素 E 广泛分布于动植物组织中,特别是麦胚油、棉籽油、玉米油、花生油和芝麻油。几乎所有绿叶植物都含有维生素 E,它也存在肉、奶油、奶、蛋及鱼肝油中。

4. 维生素 B_1

维生素 B_1 因含有硫及胺基,故又称为硫胺素;溶于水、对空气稳定,特别在酸性溶液中较为稳定。

其生理功能为:

第一,辅助糖代谢。维生素 B_1 在糖代谢中发挥重要作用。当维生素 B_1 缺乏时,糖的代谢过程就不能继续,从而影响机体正常机能。

第二,促进能量代谢。维生素 B_1 可促进糖原在肝脏和肌肉中聚积,在能量代谢过程中加速糖原分解,有利于肌肉活动。

第三,维护神经系统的机能。神经组织所需要的能量主要依靠糖代谢供应,而维生素 B_1 有保证糖代谢的作用。当维生素 B_1 缺乏时,糖代谢受阻,会引起神经功能障碍,表现为感觉异常、肌力下降、肌肉酸痛等周围神经炎症状。

第四,促进胃肠蠕动和消化液分泌。维生素 B_1 可以抑制乙酰胆碱的水解,而乙酰胆碱能促进胃肠蠕动和消化液分泌,从而增进食欲。

第五,减轻疲劳,提高工作效率。实验证明,维生素 B_1 充足可使体力劳动和经常活动所引起的疲劳程度减轻,可用于治疗过度疲劳。

维生素 B_1 多含在粮食的胚芽和外皮部分，所以谷类食物中整粒杂粮、米糠和麦麸的含量最丰富。

5. 维生素 B_2

维生素 B_2 为橙黄色结晶化合物，溶于水，耐热性强，在中性和酸性溶液中较稳定，但易被日光和碱性溶液破坏。食物中的维生素 B_2 呈结合形式，即与磷酸和蛋白质等结合而成的复合化合物，对光比较稳定。

其生理功能有二：一是机体中许多重要辅酶的组成部分。这些辅酶与特定蛋白质结合形成黄素蛋白，是组织呼吸过程中不可缺少的物质。若机体中维生素 B_2 不足，则物质代谢紊乱，将表现多种多样的缺乏病。二是保护眼睛、皮肤、口舌及神经系统的正常功能。当维生素 B_2 缺乏时，会发生口角炎、舌炎、口腔溃疡、阴囊炎等。

膳食中维生素 B_2 的主要来源是各种动物性食物，以动物内脏（肝、肾）、蛋黄、奶类、河蟹、鳝鱼等最为丰富，其次是豆类和绿色蔬菜，如雪里蕻、油菜、菠菜等。

6. 烟酸（维生素PP）

烟酸溶于水，在碱性溶液中比较稳定，耐热，在高压120℃下20分钟不被破坏，在光和空气中其活性也不变。

烟酸在体内多以尼克酰胺的形式存在，缺乏时，细胞正常的呼吸和代谢受到影响，可引起癞皮病，典型症状是皮炎、腹泻及痴呆。

烟酸可降低血清胆固醇的浓度，抑制胆固醇合成，且能促进胆固醇在线粒体中被氧化,故可作为动脉粥样硬化症的辅助用药。大剂量的烟酸还有扩张血管的作用,故亦用于冠心病、脑血栓等血液循环障碍的疾病。

烟酸在自然界分布甚广,谷类的外皮及胚芽、酵母、花生、猪肝、豆类、肉类中的含量很丰富。

7. 维生素C

维生素C是一类水溶性的活性物质,对氧很敏感,易被氧化,不耐热,在加热时接触空气更易被破坏。

其生理功能:

第一,促进生物氧化过程。维生素C是生物氧化过程中的重要参与者,能加强机体氧化还原过程,从而提高机体的工作能力。

第二,促进细胞间质中胶原的形成。结缔组织、骨组织、牙釉质中的胶原及毛细血管间质,都由胶原蛋白构成,而胶原蛋白的形成必须有维生素C参与。故维生素C缺乏时,胶原合成发生障碍,细胞间隙增大,血管脆性增大,通透性增加,而显示出坏血病的各种出血症状。

第三,增加机体抵抗力。维生素C能促进抗体形成,促进白细胞的吞噬作用,从而提高机体对传染病及外界不良因素的抵抗力。

第四,促进造血。维生素C可利用其还原作用,将铁传递蛋白中三价铁还原为二价铁,从而与铁蛋白结合,因而对缺铁性贫血的治疗有一定的作用。

第五,参与解毒功能。维生素C在体内可保护酶系统免受毒物破坏,从而起到解毒作用。如能将铅、砷、苯、甲苯等毒物变为无毒物质。此外，它还有降低血清胆固醇、抑制肿瘤增殖和防治各种疾病的作用。

维生素 C 主要存在于新鲜蔬菜、水果中，只要经常吃些新鲜蔬菜和水果，并注意采用合理烹调方法，一般说来维生素 C 不会缺乏。

五、无机盐：人体内多功能的元素

人体内各种元素中，除碳、氢、氧和氮主要以有机化合物形式出现外，其余各种元素无论其含量多少，可统称为无机盐。其中含量较多的有钙、镁、钾、钠、磷、硫、氯等七种元素，其他元素如铁、铜、锌、碘、锰、钴、硒等由于存在数量极少，故称之为微量元素。无机盐是人体骨骼及牙齿的原料，有维持人体的电解质平衡并保持一定渗透压的作用，可以作为酶的激活剂和抑制剂而影响机体的代谢过程。

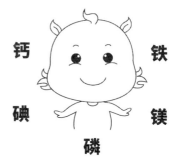

（一）常量元素

1. 钙

钙是人体内重要的无机盐，与心脏的正常搏动、肌肉神经的正常传导及骨骼和牙齿的形成有密切关系。从营养学的角度看，钙又是膳食中较易缺乏的一种无机盐，缺钙是我国膳食长期存在的问题之一。

其生理功能：

第一，构成骨骼及牙齿。钙是骨骼及牙齿的主要成分，若缺乏钙，骨骼和牙齿的生长或维持正常的状态就要受到影响。

第二，维持神经肌肉的正常兴奋性。心脏的正常搏动，肌肉、神经正常兴奋性的传导，都必须有一定的钙离子存在。若缺钙，可使神经和肌肉的兴奋性增高，引起抽搐；反之，则抑制神经、肌肉的兴奋性。

第三，参与凝血过程，并对多种酶有激活作用。

钙的食物来源以奶及奶制品最好，不但含量丰富且易于吸收利用。此外，虾皮和芝麻酱含钙量也十分丰富。在选用含钙丰富的食物时，应注意草酸的含量，因为食物中草酸过多不但食物本身所含的钙不易吸收，还会影响其他食物中钙的吸收。如菠菜含钙十分丰富，本应是钙的良好来源，但由于菠菜含草酸高使钙不易被吸收。烹调方法对钙的吸收也有影响，如加醋可促进钙的溶解，利于吸收，如糖醋鱼、小酥鱼、糖醋排骨等均有助于钙的吸收。

2. 磷

磷的生理功能有五个方面：

第一，磷和钙一样都是骨骼牙齿的主要构成材料，与钙不同之处是，磷也是软组织的重要成分。此外，广泛分布于机体中的磷酸盐还有很多非结构性的功能。

第二，参与物质能量代谢。

第三，使物质活化。

第四，参与酶的组成，是很多酶系统的辅酶或辅基的组成部分。

第五，调节酸碱平衡，磷在血液中以磷酸盐的形式存在，是维持酸碱平衡的一种缓冲体系。

一般说来，如果膳食中钙和蛋白质含量充足，则所含的磷也能满足需要。

磷在食物中分布很广，一切富含蛋白质的食物中都含有磷，如乳类、蛋类、肉类等。植物性食物中的豆类及绿色蔬菜含磷量也相当丰富。

3. 镁

成人体内镁主要以磷酸盐的形式参与骨骼和牙齿的组成；在软组织中，镁主要与蛋白质结合成络合物。

镁是主要浓集于线粒体中，对很多酶系统的生物活性极为重要。镁离子是维持肌肉神经的兴奋性、维持心肌正常功能和结构所必需的。含叶绿素多的蔬菜以及小米、燕麦、大麦、小麦、豆类、坚果、肉类、海产品都是镁的良好来源。镁普遍存在于各种食物之中，一般不会发生膳食镁缺乏。

(二) 微量元素

1. 铁

铁元素在人体内含量微、分布广、存在形式多样，生物学作用及功能极为重要。它除了参加血红蛋白、肌红蛋白、细胞色素及某些酶的合成外，还与许多酶的活性有关。近期研究表明，铁还与能量代谢及免疫功能有关。铁的摄入量不足、吸收利用不良时，将引起生理功能及代谢过程紊乱，对机体造成不同程度的危害，其中缺铁性贫血（即营养性贫血）是最常见的表现。

调查发现，膳食中铁的食物来源是很丰富的，但在某些特殊生理情况下，机体对铁的需要量增加，而膳食中铁的食物来源又

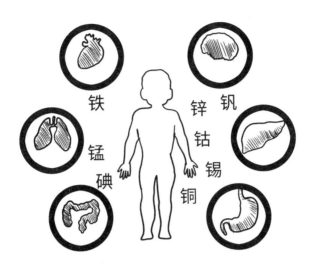

不足，如新生婴儿、孕妇、乳母需要量极大，通过普通的膳食是难以满足的。

动物性食品不但含铁高，且吸收率均高于植物性食品。因此，食物中铁的良好来源为动物肝脏、瘦肉、蛋黄、豆类和某些蔬菜，其中肝脏是预防治疗营养性贫血的首选食物。瘦肉的含铁量虽不高，但其吸收率高，也可作为补充铁的重要食物。鸡蛋含铁量虽不高，吸收率也不高，但来源丰富，加工方便，因此也是铁的良好食物来源。黄豆是植物性食物铁的最佳来源，故应提倡多吃大豆，补充铁质。

2. 碘

碘可以促进蛋白质的合成，可活化100多种酶，调节能量的转换，加速生长发育，维持中枢神经系统的结构，保持正常的精神状态、身体形态以及新陈代谢等。

一般正常人，每天从食物和水中摄入的碘量与机体每天排出碘量大致相等。但对强体力劳动、孕妇、乳母及正在生长发育的青少年，每日供给量应予以增加。

碘的食物来源主要是海产品，如海带、紫菜。

3. 锌

锌是正常生长发育过程所必需的，是很多金属酶（如碱性磷酸酶、乳酸脱氢酶等）的组成成分或激活剂。锌与核酸、蛋白质合成，与糖、维生素 A 的代谢，与性腺、脑垂体的活动，与消化系统和皮肤的正常功能等都有密切关系。人体缺锌时的表现有生长停滞、自发性味觉减退和创伤愈合不良等。锌主要存在于动物性食品中，如牛肉、猪肉、羊肉、鱼类和其他海产品等；豆类及谷类中含锌量也不低，但要注意加工；蔬菜和水果含锌很少。

4. 氟

氟能维持牙釉质的完整，可预防龋齿和老年性骨质疏松症，还能加速伤口愈合、促进铁的吸收。氟过低不仅影响牙齿，也一定程度上影响骨骼；氟过多，可引起氟中毒。一般认为每人每日氟的总摄入量约为 2.3~3.1 毫克，此量能充分满足人体每日的需要而又不引起中毒。人体氟的主要来源是饮水，食物中也含有少量的氟。

5. 铜

铜是体内很多金属酶的组成部分，例如细胞色素 C 氧化酶、血浆铜兰蛋白等。血浆铜蓝蛋白是一种多功能氧化酶，其重要作用之一是催化二价铁氧化成为三价铁，从而有利于体内铁的吸收。一般食物都含有铜，其中含量较丰富的有猪肝、肾、甲壳类、硬果类和干豆类等。

6. 铬

铬有增强胰岛素的作用，并能降低血糖，改善糖耐量。成年人铬的一日需要量约为 20~50 微克，儿童、孕妇、老年人应多一些。铬存在于粗糖、肉类中，其他如酵母、黑胡椒中含量也很高。

7. 硒

硒是很强的抗氧化剂，对细胞膜有保护作用，它还参与辅酶 A 和辅酶 Q 的合成。近来科学研究证明，克山病和癌症的发病原因与硒的缺乏有关。硒在海产品、肾、肉、大麦和其他谷类中含量较多，蔬菜和水果通常含硒量较低，但洋葱含量较高。

8. 锰

锰是许多酶系统的重要活化剂，它能促进和增强许多重要代谢反应，促进生长发育，对增强内分泌功能、调节神经应激能力也十分重要。锰在茶叶、坚果、粗粮、干豆类含量最多，蔬菜、干鲜果中含量比肉、乳和水产品高些。

第二节 合理饮食提高免疫力

人体健康在很大程度上取决于合理营养，而保证合理营养最根本的一环是适度，营养无论是缺乏或过剩，都会降低免疫力,对健康不利。目前已知人体所需的营养素约为 50 种左右,但没有一种食物能按照人体所需要的数量和比例提供营养素。因此,为满足人体的需要必须摄入各种食物,找出最好的食物配比,以达到各种营养素间的平衡,从而达到提高免疫力的目的。

一、均衡饮食提高免疫力

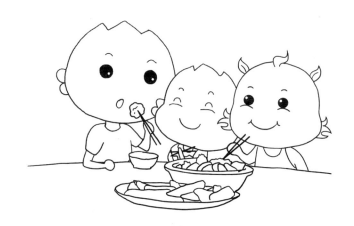

1. 氨基酸的平衡

人体所需的 20 多种氨基酸中有 8 种是人体内不能合成而由食物提供的,它们叫必需氨基酸。食物蛋白质营养价值的高低,很大程度上取决于这 8 种氨基酸的数量,以及它们之间的比值。这是因为只有这个比值与人体需要的比值接近时,才能合成人体组织的蛋白质。反之,如果这 8 种必需氨基酸在供给时间上有间隔,或者比例不适宜,造成某种过多或过低,均会影响食物中蛋白质的利用,这就是氨基酸不平衡所引起的。

2. 热能营养素平衡

碳水化合物、脂肪和蛋白质均能为机体提供热能，故也被称为热能营养素。只有当三者的摄入量适当时，其各自的特殊作用才能充分发挥，这种情况称为热能营养素平衡。反之，将会对机体产生不利影响。如果碳水化合物摄入过多，会引起体重增加，加重消化系统和肾脏的负担，减少摄入其他营养素的机会；脂肪的摄入量过多，则会引起肥胖症、高血压和心脏病等。

3. 营养素之间的平衡

碳水化合物、脂肪和蛋白质在膳食中的比例是否适当，对维生素、无机盐也有影响，它们之间也存在着错综复杂的关系。因此，必须保证各种营养素之间的量比例平衡。

4. 酸碱平衡

正常情况下的机体，血液中 PH 值均保持在 7.3~7.4 之间，这就是酸碱平衡。如果饮食中各种食物搭配不当，就会引起机体内酸碱失衡。一般讲，酸性食物在饮食中容易超过所需要的数量，导致血液偏酸性，这样不仅会增加铁、镁等碱性元素的消耗，使血液色泽加深、粘度增加，还会引起酸中毒。所以，饮食中必须注意酸性食物和碱性食物的适宜搭配，尤其应控制酸性食物的比例。

二、科学设计膳食食谱

健康人合理膳食的基本思想是：根据进餐者的年龄、性别、生理状况和劳动强度等方面情况，确定其营养需要；根据各营养素需要的数量进行计算，对各种食物进行选择和搭配，以食谱的形式确定下来。科学设计的平衡膳食食谱，再加上合理的烹调，就可以保证进餐者获得种类齐全、数量充足、比例合理的各种营养素，满足其生理需要。

1. 食物摄入量充足，品种要丰富多样

在设计食谱时，要根据个人年龄、性别、身高、体重、劳动强度及季节等情况适当调整。年轻人、劳动强度大的人需要热能多，应适当多吃些主食；年老、活动少的人需要热能少，可少吃些主食。

人体是一个平衡整体，什么东西多了或少了都会导致不良后果，所以膳食应有均衡性，即食物要多样。在临床实践中，经常见到这样一些患者，因患有某种疾病就完全放弃食用另一种食物。如有高血压或肥胖病，就连一块肥肉也不敢吃，唯恐加重其病情。事实上，肥肉过量了不行，但缺乏了更不行，它提供的饱和脂肪酸对人体来说也是需要的，有助于脂溶性维生素的吸收，可增强良好的口感。我国有关专家将食物分成五大类，第一类为谷类、薯类及杂豆类，主要提供碳水化合物、蛋白质、B族维生素；第二类为蔬菜、水果，主要提供膳食纤维、矿物质、维生素C和胡萝卜素；第三类为动物性食物，包括肉、禽、蛋、鱼等，主要提供蛋白质、脂肪、矿物质、维生素A和B族维生素；第四类为奶类和豆类，主要提供蛋白质、脂肪、膳食纤维、矿物质和B族维生素；第五类为纯热能食物，包括动植物油脂、各种食用糖类，主要提供热能。这五大类食物形成一个食物的金字塔，应按需适量摄取。

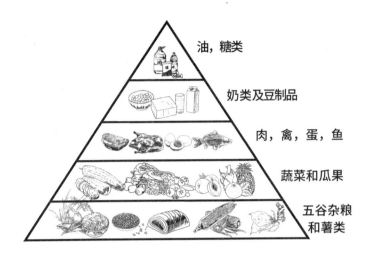

另外，人的性格在一定程度上与饮食有关。性情不稳定者可多吃含钙丰富的大豆、菠菜、牛奶、花生、橙、蚝等食物，容易激动者可吃贝、虾、蟹、鱼、龟、藻类等海产品，胆小怕事者可多吃些辣椒、鱼干和萝卜，不善交往者可喝点酒或饮用蜜糖加果汁，有失眠、健忘症者可多吃些硬果和甲壳类食物，易于疲劳、无精打采者可多吃些柠檬和生菜，这样才能维持情绪稳定。

2. 选择供能食物配比适当

第一，热能食物来源构成要合理。

粮谷类食物提供的热能应占60%~70%，薯类食物提供的热能应占5%~10%，豆类食物提供的热能应占5%，动物性食物提供的热能应占20%~25%。在热能食物来源中，豆类及动物性食物总和应占30%以上。

第二，热能营养素结构合理。

一般建议碳水化合物在体内所提供的热能应占60%~70%，脂肪占20%~25%，蛋白质占10%~15%。

第三，碳水化合物、蛋白质、脂肪摄入量比值合理，建议为5~6：1：0.7~0.8。

第四，蛋白质的来源组成合理。

植物性蛋白质占蛋白质总摄入量的70%，动物性蛋白质占25%，豆类蛋白质占5%。

第五，脂肪的来源组成合理。

植物性脂肪占脂肪总摄入量的60%，动物性脂肪占40%，饱和脂肪酸（存在于动物脂肪中）所产生的热能应占总热量的10%以下。

第六，各种营养素的摄入量应达到供给量标准。不同的人群供给量的标准不同，每日各种营养素摄入量能接近标准即为充足。

第三节 食物烹调与身体健康

一、烹调与健康息息相关

烹调的作用在于使食品更容易被消化吸收，具有良好的口感，并杀灭其中可能存在的有害微生物。由于食物组成成分复杂和烹调方法的千变万化，所以食物烹调时所发生的变化也是异常复杂的。例如食品中一部分营养素可以发生不同程度的水解，蛋白质分解为䏡、肽以及更小单位分子的氨基酸，淀粉变成糊精等。加热时蛋白质的凝固、淀粉的加水浸涨、植物细胞果胶的软化、细胞膜的破坏、水溶性物质的浸出、芳香性物质的挥发、有色物质的形成等等都能在烹调过程中产生。通过上述的各种变化，可以使食品去除原有腥膻气味，使颜色更好看，营养素变得更容易被人体吸收利用。而且，烹调过程中洗涤和加热等，也可以将食品可能存在的有害微生物（如细菌、寄生虫等）等去除、破坏或杀灭。所以，通过上述各种变化可以达到健康饮食的目的。

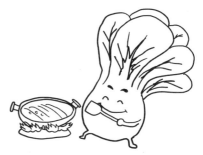

二、烹调中营养素的流失

1. 食物储存加工时的损失

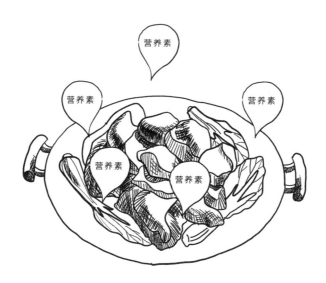

食物在烹调之前，必须清洗，但是先洗后切与切后再洗其水

溶性维生素和无机盐的损失差别很大,因水溶性维生素和无机盐等营养素都能溶于水。食物外面(特别是植物性食物,如蔬菜)均有外皮薄膜包着,洗涤时不至于损失营养素。但是切开之后,外皮切破,食物中的很多营养素便随汁而流失,这时再冲洗,营养素流失更多。另外,食物切开后和空气中氧气的接触面增加,会加速一些维生素被氧化和被破坏。

2. 烹调过程中造成的损失

食物里的各种维生素特别是水溶性维生素,加热时常常被破坏,加热时间越长,破坏损失就越大。所以烹调时只要食物能熟,加热的时间尽可能越短越好,特别是新鲜蔬菜宜采用"急火快炒"的烹调方法,以减少维生素的损失。

另外,在食物烹调习惯上很多人喜欢熬粥时加碱,这会使食物中水溶性维生素大量被破坏。而且食物碱性愈强,食物中的无机盐类变得不好吸收,这也是一种间接的损失。

3. 不良饮食习惯造成的损失

饮食习惯不好,常会让食物里的营养素损失。例如溶解于汤汁中的维生素和无机盐比菜还多,只吃菜不喝汤或弃菜汁等于把大部分营养素白白地浪费掉。有些人采用捞饭法做饭,把煮米的汤弃去再蒸,也要损失一部分营养素,所以做饭最好是焖饭和蒸饭,如吃捞饭,最好把米汤喝掉。

三、正确进行食物烹调

1. 湿热法

煮、蒸、氽、烫、涮等烹调方法属于以水、水蒸气为传热导体的湿热法，所用的温度较干热法低，因而营养素的损失也较轻，但烹调时间相对略长（涮、氽、烫除外）。煮法使食物中一部分蛋白质、矿物质及其他营养素溶入汤中，特别是小火慢煮。因此，煮过食物的汤应加以利用。蒸法可使食物变得松软，营养素流失较少，人体较易吸收，是理想的烹调方法。涮、氽、烫是将食物在沸水中速烫后捞起食用，对食物中维生素的破坏较少。

2. 干热法

烤、烙、熏等烹制方法均属干热法。这种方法对食物中敏感的营养物质影响较大，比用湿热法损失多。食物表面蛋白或淀粉凝固，结成硬壳，内部物质损失较少，但是维生素损失几乎在50%以上。

3. 油热法

炒、煎、炸均属油热法，用此法烹调，食物中的矿物质损失较少。炒一般是采取"急火快炒"，有利于减少维生素特别是水溶性维生素的损失。煎、炸法由于食物浸入较多油脂，不易被人体消化，并使食物外部蛋白质凝固，维生素也受到损失。

四、不同食物的烹调方式

1. 粮谷类

（1）米：制作米饭和稀饭前，需将大米用水淘洗，新米淘洗1~2次，去掉泥沙即可，不要用力搓洗；旧陈米需多次淘洗，如方法不合理，易使米中的矿物质和维生素大量丢失。做米饭

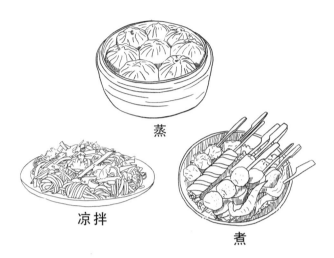

蒸

凉拌

煮

用蒸、焖法好，捞饭不可取。稀粥不应加碱，如果想加快熬煮的时间和增加其黏稠度，可用压力锅。另外，最好用开水煮饭、熬粥。

（2）面：面粉所含脂肪、碳水化合物、膳食纤维和矿物质一般不受烹调方法的影响，但维生素、蛋白质、B族维生素可能受影响。

第一，煮：如面条、饺子、馄饨等，约有2%~5%的蛋白质溶于汤中，B族维生素也流失在汤中，最好是吃汤面条，将营养素充分吸收。如只吃饺子、捞面条，最好吃后喝汤，不但可减少营养素的损失，而且有助于消化，"原汤化原食"。

第二，蒸：此法如加入碱中和面中的酸，对面粉中的维生素有影响，最好用鲜酵母或干酵母直接发面，蒸出的馒头又白又大，营养价值有所提高。

第三，炸：由于面粉直接与热油作用，并加入碱面，所以维生素损失最大，如炸油条维生素 B_1 损失为 100%，其他维生素损失也在 50% 左右。

第四，烙：烙法能保存面粉较多的维生素，据测定烙饼中维生素 B_1 损失率只有 21%，维生素 B_2 为 24%，烟酸的损失几乎为零。

2. 蔬菜类

急火快炒：此法可使蔬菜减少维生素的损失，且菜质脆嫩鲜美，色泽俱佳，多数蔬菜宜用此法。

小火炒煮：这类成菜汁较多，维生素损失比急火快炒多。大量的维生素和无机盐溶于菜汁里，可采用添加醋、淀粉等方法，保留营养素。加醋有利保存维生素并使钙、磷等无机盐更易被人吸收。加入淀粉可保护维生素 C，以提高汤菜的营养价值。蔬菜做好后应立即食用，不要搁置，否则不但失去了菜肴的滋味和悦目的光泽，又损失大量的水溶性维生素。

凉拌菜：不经热处理或稍微加热，这样能较好保持蔬菜的清新鲜嫩，同时能较好保持营养成分，但所用的蔬菜、调味、器皿、刀具、案板都应清洁无菌。

3. 畜、禽肉类

（1）按肉质挑选烹调方法

猪肉，不同部位的肉质不同，应因"料"制宜。凡是皮厚胶质多、含水分也多的部位，如猪头、猪尾、蹄膀、猪爪等，可用烧、炖、焖、酱等方法；肉质较嫩、肥瘦适中的前腿肉、后腿肉、里脊等可用炸、煎、爆、熘、炒、烤等做成叉烧肉、糖醋里脊、熘肉片等。

牛肉，凡肉质细嫩的部位多用炒、爆、熘、炸，凡肉质较老、肌肉纤维粗的部位常用卤、酱、炖、煮等方法。

羊肉与牛肉的烹调方法大体相同，头尾部分也多用酱、扒、煮等方法，如"白水羊头"；后腿细嫩，可炸、炒、爆、烤，扁担肉、里脊肉可以涮、熘、煎、炒。

鸡肉，腹背、大腿部位肉质较粗，可用爆、烹、炸等法；胸脯肉最细嫩，用炒法制成菜肴鲜嫩可口。

鸭肉，性寒，宜阳盛有虚火者食用，烹调与鸡肉相似，可整只蒸、煮、烧、卤、酱、烤。

（2）防止肉类食物维生素损失的方法

畜禽肉类食物中所含的蛋白质、脂肪等在烹调中基本不受损失，各种烹调方法也影响不大，但维生素却因烹调方法不同而有所损失，可采用下述方法加以保护：

第一，挂糊上浆法：原料外部裹上一层"保护壳"，避免原料与高温直接接触，从而保护原料中的营养成分（蛋白质、脂肪、水、无机盐），并使肉嫩味香。

第二，急火猛炒法：此法可使肉类的营养成分得到保护，尤其对维生素的保存率最高。因此平时吃肉，最好切成丝、丁、条，用急火猛炒，并配以蔬菜，既保护营养素，又可使营养成分合理搭配。

第三，文火慢煮法：一般指煨、炖、焖、烧肉类食物。文火煮熟的方法时间较长，易入味，一般在2~3小时，时间不足或过长都会影响风味。

第四，熏炸煎烤法：熏烤煎炸肉类风味独特，对营养成分特别是蛋白质、脂肪影响不大，产生有害健康的物质也不多，不会影响人体健康。但煎炸油不要反复使用，熏炸煎不要太焦，并应常配些蔬菜水果类食物。

4. 鱼类

鱼贝类所含蛋白质、脂肪、矿物质等不易受烹调方法的影响，故可采用各种方法制作，但所含维生素也需加以保护，方法与畜肉类相似，根据鱼贝类的特点应注意如下几点：

（1）加醋可使鱼的刺骨软化，使其所含钙、磷等无机盐溶于鱼汁中，便于人体吸收；鱼贝类在加热时生成硫化氢，味道不佳，但在酸性作用下易于挥发，所以加醋可减少异味。

（2）加酒可与鱼贝类的脂肪酸作用，生成具有芳香气味的酯类，从而增加鲜味和营养，也有去腥的作用。

（3）鱼贝类的鲜味主要来自谷氨酸、肌苷酸和三磷酸腺苷，但后两种单独存在时没有鲜味，只有与用谷氨酸（味精）混合后才会增强其鲜美的程度。所以烹调鱼贝类食物应放些味精，可使其鲜味倍增。

（4）要讲究卫生。鱼贝类食物常受到嗜盐菌的污染，故一定要清洗干净并注意加热煮熟。

5. 蛋类

蛋类以煮、蒸烹调法为好，营养素保存率最高。煮沸以10分钟为宜，不要时间过长，否则蛋黄中的铁与蛋白中的硫产生化学反应变成硫化铁呈暗绿色，营养价值虽不受影响，但色泽不美，影响食欲。

有人认为生吃鸡蛋可大补，这是毫无科学根据的。生鸡蛋中含有抗生素蛋白可与生物素结合，使人无法吸收。另外，生鸡蛋的蛋白质不易被人吸收，加之鸡蛋壳常带沙门氏菌，如消毒不好，会引起食物中毒。

6. 豆类

豆类，特别是大豆营养价值高，但由于大豆的细胞壁厚、硬，营养价值受到影响，合理的烹调可大大提高营养素的吸收和利用率。

大豆中赖氨酸含量较高，而粮谷类食物赖氨酸含量低，二者混合搭配食用可大大提高其营养价值，如大豆玉米面、腊八粥等都是提高蛋白质价值的好办法。

黄豆、绿豆发成黄豆芽和绿豆芽以后，除含大豆、绿豆的营养成分外，还含有大量的维生素 C。

豆类最好煮、焖食，不宜爆炒。爆炒烹调后，不易被人体消化吸收，并有肚胀感。

第四章

正确选择食物提高免疫力

人体的免疫力一方面取决于遗传基因，那是先天的，是无法改变的。但是后天的因素是可以改变的，那么食物就有了决定性的影响力。科学研究得出，人体免疫系统活力的保持主要靠食物。有些食物的成分能协助刺激免疫系统，增加免疫能力，缺乏这些营养素，会严重影响身体的免疫系统机能。

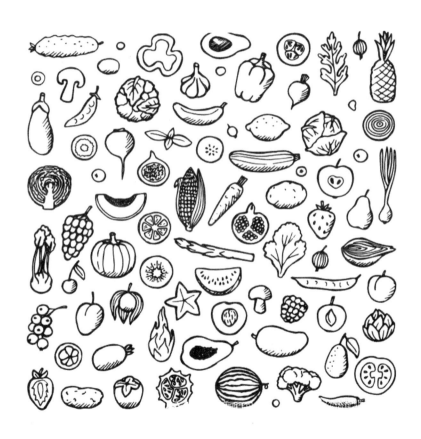

第四章 正确选择食物提高免疫力

第一节　提高免疫力的瓜果

免疫系统是人体抵御外来病菌以及自身病变的重要防线，但是生活中很多因素都会降低免疫系统能力，从而使疾病频发。这时不妨多吃以下这些瓜果，或可帮助你提高免疫力。

一、全方位的健康果

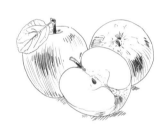

如果说春天是繁花似锦的美好时光，那么秋天就是黄金般的丰收季节。在累累的果实中，苹果的产量可以说是百果之冠。而且，人们发现常吃苹果能增强记忆和提高智力，故苹果又有"益智果""记忆果"的美称。

苹果的栽培在我国有悠久的历史，据说在两千年以上。

苹果自古入药，它性平味甘，具有补心益气、生津止渴、健胃和脾之功，对消化不良、气壅不通者，挤汁服之，可消食顺气。现代医学认为，苹果有止泻、通便的作用。治疗单纯性轻度腹泻时，只吃苹果泥，不吃其他东西，一两天内即可恢复正常，用苹果干粉内服效果更好，但对痢疾无效。

苹果之所以能够止泻，又能通大便，是因为苹果中含鞣酸、有机酸、果胶和丰富的纤维素等。酸类物质有收敛作用，果胶、纤维素有吸收细菌和毒素的作用,所以能止泻;同时,有机酸也有刺激肠道的作用,纤维素可促进肠道蠕动,通大便,所以能治疗便秘。苹果还能预防和消除疲劳,并可凝过剩之胃酸,促进肾脏功能。苹果中的钾能与体内过剩的钠结合,并使之排出体外。所以,食入过多盐分时,可吃苹果来帮助排除。因此,吃苹果或饮苹果汁,对高血压患者有益。民间用苹果干研成粉,空腹每次服15克,治慢性腹泻;每日早晚空腹各吃苹果1~2个,可使大便通畅,适用于大便燥结和慢性便秘患者;治疗高血压,可饮苹果汁,每日三次,每次用100克苹果汁,这些方法既简便,又有一定效果。

苹果中含有的果胶、纤维素具有吸附胆固醇的功能,可使血液中胆固醇降低。吃苹果时,胆汁的排出量和胆汁酸的浓度都会增加,也有助于肝脏排出过多的胆固醇,减少动脉硬化的形成,防止心血管疾病的发生。所以,每天吃适量的苹果可使血脂明显降低,每天吃一个苹果的人比不吃或不常吃苹果的人,冠心病死亡率减少一半。

另外,苹果汁有强大的杀灭传染性病毒的作用,吃较多苹果的人比不吃或少吃苹果的人得感冒机会要低。所以,有的医生把苹果称为"全方位的健康水果"或"全科医生"。

二、红艳艳的石榴

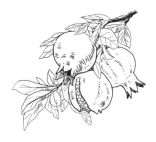

秋色宜人,特别是中秋时的天高气爽,晚秋时的一片红、

黄景色,别有一番情趣。这时,各种粮食、水果、蔬菜大量上市,给人一种丰收的喜悦!仲夏开花红似火的石榴,这时已是金房玉隔,万子同苞,红艳艳的果实已从树上摘了下来。看到它那红如玛瑙、白若水晶、清甜可口的果实,实在叫人眼馋。古人有诗说:"雾壳作房珠作骨,水晶为粒玉为浆。"也有人把它比作珊瑚,比作珠玉。可以看出,石榴在古人心目中占有一定地位。

石榴,又名安石榴、海石榴、金罂、沃丹、丹若等,为石榴科落叶灌木或小乔木,树高可达 7 米,有很高的食用和观赏价值。石榴原产波斯,据传是由汉代张骞出使西域带入我国的,在我国已有 2000 多年的栽培史。石榴的品种虽多,但不外食用与观赏两大类,果实一般有甜、酸两种。甜石榴以陕西临潼的"天红蛋""亮皮",安徽怀远的"玉石子",云南蒙自的"大粒子"和贡呈的"大红",山西的"三白"及山东济南的石榴最享盛名,誉满国内外。特别是临潼的"天红蛋"和贡呈的"大红"石榴,果实成熟后红若丹朱,鲜艳夺目,好吃好看,为石榴中之佳品。在酸石榴中,以陕西乾县产的石榴为好,清香酸甜,比较有名。还有一种又酸又苦的石榴难以入口,但作药用却是上品。

石榴属浆果类,果汁含量占总重量的 36%~61%,是一种营养丰富的保健食品。石榴含有多种营养成分,其中维生素 C 的含量比苹果、梨高 1 至 2 倍,还含有钙、磷、铁等微量元素。石榴以生食为主,也可以酿酒、制醋以及制作上等清凉饮料等。

　　石榴作为药用，有悠久的历史。《名医别录》说石榴"疗下痢，止漏精"。《罗氏会约医镜》说"石榴皮，性酸涩，有断下之功。止泻痢、下血、崩带、脱肛、漏精"。《本草纲目》载："御饥疗渴，解醒止醉。"根据历代医家的记载和中医临床经验，石榴的果实、果皮、花、根均可作药用，其中药用最多的是石榴皮。石榴皮性温，味酸涩，入肺、肾、大肠三经，多炒黑用之。凡虚寒久咳、下血崩带、肠有绦虫等，均可使用。还有资料说，将石榴皮阴干为末和铁丹服一年，可"变白发如漆"。现代医学研究认为，石榴皮内含有异石榴皮碱，对伤寒杆菌、痢疾杆菌、结核杆菌、绿脓杆菌和各种皮肤真菌都有抑制作用。酸石榴含有较多的鞣质，有收敛杀菌作用，可止下痢，并开胃口、助消化。古时"千金治痢方"用的就是酸石榴。将酸石榴连皮带籽一起捣烂取汁，与生姜、茶叶一起水煎，治疗下痢有很好的效果。用石榴子煎汁含漱，据说可治口臭和扁桃体发炎。

　　石榴树的根和树皮有驱虫作用，可使虫体肌肉持续收缩，不能附着，适用驱绦虫、蛔虫、蛲虫，可单用或配槟榔使用。驱虫时，如用泻药，只能用硫酸镁等盐类泻剂，不可用蓖麻油导泻，以免中毒。石榴花色赤入心经，可治吐血、鼻血。《本草图经》说石榴花治"心热吐血，又研末吹鼻，止衄血立效，亦敷金疮出血"。民间常将石榴花于瓦上焙燥研末，加冰片少许吹耳，治中耳炎脓水不干，甚效。

三、清凉解渴的西瓜

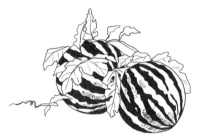

每当盛夏,烈日炎炎,口干舌燥之时,吃上一两块西瓜,会马上感到清凉解渴,暑意全消。这时也许会想起《西瓜行》的诗句:"香浮笑语牙生水,凉入衣襟骨有风。"他把吃西瓜的风味形容得惟妙惟肖,这也正是人们喜欢吃西瓜的一个原因。

西瓜号称夏季瓜果之王,因来自西方,故名西瓜;因其性寒,又名寒瓜,有的地方也叫它夏瓜、水瓜等。

西瓜的营养很丰富,瓜瓤中几乎包括人体所需要的各种养分,如维生素 A、B_1、C 和葡萄糖、果糖、蔗糖、蛋白质、胡萝卜素、蔗糖酶、苹果酸、谷氨酸、精氨酸、瓜氨酸和钙、磷、铁等。对于那些因"苦夏"吃不下饭、身体消瘦的人,吃西瓜可以补充体内养分的不足。

关于西瓜的医疗功用,在祖国医学的典籍中,如《日用本草》《饮膳正要》《丹溪心法》《本草备要》和《本草纲目》中均有记载。西瓜有止渴、解暑、消烦、利咽、解酒、清热、利水、止痢等功效,适用于中暑、发烧、烦渴、小便黄赤、酒醉等症。在发烧、口渴、汗多、烦躁时,饮新鲜西瓜汁可使病人顿觉轻松。所以,民间有"热天两块瓜,药物不用抓"的说法。

近年来科研证明:西瓜所含的糖、盐类和酶,有治疗肾炎和降低血压的作用。因为适量的糖能利尿,适量的钾盐能消除肾脏的炎症,其中的酶把不溶性蛋白质转化为可溶性蛋白质,能增加肾炎病人的营养,瓜中的配糖体还有降低血压的作用。因此,肾炎、高血压患者吃西瓜,确实有治疗作用。

西瓜皮与西瓜的功效略同,中药称它为"西瓜翠衣",既是清热解暑、生津止渴的良药,又可治闪腰岔气和口唇生疮。平常暑热之际,吃完西瓜,可把瓜皮削去白色部分,加水煮几分钟,再放点白糖,待凉后喝,确有生津止渴、利尿解暑之功,是很好的消暑饮料。如把西瓜皮焙干,研末外用,可治口疮。古方记载,把西瓜青皮阴干,研末,用适量的盐和酒调服15克,可治闪腰岔气疼。将西瓜皮切碎,水煮,浓煎,成西瓜膏,开水化服,一日二次,每次二匙,可治急慢性肾炎。

用西瓜还可制出有名的中药"西瓜白霜"和"西瓜黑霜"。取大西瓜一个,在蒂上切一小孔,挖去瓤子,装满朴硝,仍以蒂部盖上,悬于通风处,待析出白霜,即为"西瓜白霜"。以鹅毛扫下,研细,用于吹喉,治咽喉肿疼有卓效。如将西瓜的瓤子挖去,装满大蒜瓣,仍以蒂盖好,以纸筋泥封固,埋于糠火煨透,取出研末,即成"西瓜黑霜"。可治慢性肾炎浮肿和肝硬化腹水,一日两次,每次五克,连服有效。

西瓜籽仁,有清肺、润肠、帮助消化的作用。据报道,西瓜子仁中有一种能降低血压的成分,取9~15克生食,有降压效果。瓜子仁9克,研末,用水调服,一日二次,可治妇女月经过多。嗑食西瓜籽仁后的瓜子皮壳,还是一味止血药,取五十克,水煎去渣，加冰糖适量，一日两次分服，可治吐血和大便下血。

西瓜的根、叶也可药用，以水煎服，可治疗肠炎腹泻、痢疾等症。

吃西瓜的好处虽然很多，但也要适可而止，一次不宜过多，贪食则适得其反。李时珍早就指出："西瓜乃生冷之品，也俗以为醍醐灌顶，甘露洒心，取其一时之快，不知其伤脾助湿之害也。"意思是说，贪图一时的痛快，吃得太多，容易伤脾胃，引起腹痛、腹泻。此外，不要吃生瓜或变坏的瓜，以免闹肠胃疾患。

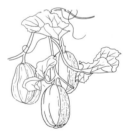

四、甜瓜的保健功效

甜瓜，又名香瓜、甘瓜、果瓜、小瓜等。湖南马王堆西汉古墓中曾发现有甜瓜籽，可见我国很早就有甜瓜的种植。

甜瓜除食用外，各个部分如瓜瓤、瓜子仁、瓜蒂、瓜叶、瓜茎及花等都可供药用。

甜瓜味甘，性寒，无毒，有止口渴、利小便、除烦热、通三焦、防暑气等功效。炎夏之际，如遇出汗多、口干舌燥、小便黄少、大便干燥、发烧口渴、中暑烦热等情况时，可随意吃些甜瓜，上述症状均可缓解或消除。

甜瓜蒂味苦，性寒，有毒，内含"甜瓜蒂苦毒素"，为中医主用之催吐药，能催吐胸膈痰涎、宿食停聚及致毒食物等。因此，瓜蒂内服适量能急救食物中毒；研末吹鼻，可促使鼻粘膜分泌，可治鼻不闻香臭。据现代医学研究，瓜蒂的催吐作用，主要因其内含的苦毒素刺激胃粘膜而引起。据记载，用甜瓜蒂可治疗黄疸或无黄疸型传染性肝炎和肝硬化症。方法是："取甜瓜蒂置于烘箱内烘干，研成细末，取0.1克，分成6份，先以2份从两鼻孔深吸，约40分钟后，清洁鼻腔再吸2份，再隔40分钟又吸2份，前后共吸3次，将0.1克吸完，间隔7日后再用同样方法吸0.1克，吸完0.4克为一疗程。一般慢性肝炎两个疗程即可，肝硬化则需3~5个疗程。吸药后鼻腔流出大量黄水，每次可达100毫升以上。吸药时，患者头部须向前俯，使黄水滴入碗内，切勿吞咽，以免引起腹泻。有时会出现头疼、畏寒发热，类似感冒症状，或肝脾疼痛增加，此一天左右即可自然消失。对重症肝硬化体弱者，亦可给予相应治疗。"据称，此方经某医院治疗130例，住院15例病人中有8例痊愈、7例好转，其他115例门诊反映良好。据查古医籍记载：用瓜蒂散搐鼻，有退黄疸的功效，可能上方来源于此。

瓜瓤气味甘寒，止渴、除烦热、利小便、治口鼻疮。

瓜子仁性寒，清热、解毒、利尿。用甜瓜子一两，捣烂研细，加白糖适量，温开水冲服，可治肺痈、肠痈。将甜瓜子捣烂研细，蜜和为丸，每天早晨刷牙漱口后含一丸，可治口臭。甜瓜子三两，酒浸十日，晾干研末，每服9克，空心以酒送服，一日三次，可治腰腿疼痛。平时，常食炒瓜子，有补中益气作用。

瓜茎即瓜藤、瓜秧，阴干备用。干瓜茎15克，使君子15克，甘草15克，共为末，每服6克，黄酒送服，可治妇女闭经。

瓜叶治头癣，可将鲜瓜叶捣烂敷患处。治脱发，可将瓜叶捣烂取汁，一日数次涂患处，有生发作用。治跌打损伤，可将干瓜叶研末，每次9克，黄酒送服，可去瘀消肿。

因甜瓜性寒，多食消损阳气，凡脾胃虚寒、腹泻患者忌食，有吐血、咳血者亦不宜食。

五、秋季吃梨益处多

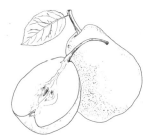

每当秋高气爽，各种各样的梨便源源上市，它的产量仅次于苹果。梨有青、白、黄、红、棕等美丽的颜色，甚是好看，再加上香气宜人，甜酸适口，凉脆解渴，沁人肺腑，是人们喜食的多汁水果。

梨含有蛋白质、脂肪、钙、磷、铁和葡萄糖、果糖、蔗糖、苹果酸、柠檬酸、胡萝卜素及维生素B_1、B_2、C等营养物质。因此，吃梨可给人体补充营养成分。

梨不仅是深受人们喜食的佳果，也是治疗疾病的药物之一。李时珍在《本草纲目》中说："梨品甚多，俱为上品，可以治病。"指出梨能"润肺凉心，消痰降火，解疮毒酒毒。"《开宝本草》载：梨"治客热中风不语，治伤寒发热，解丹石热气惊邪，利大小便"。祖国医学认为梨性寒味甘，能生津止渴、止咳化痰、清热降火、养血生肌、润肺去燥，最适宜于热病烦渴、肺热咳嗽、痰多、小儿风热、喉疼失音、眼赤肿疼、大便秘结等症。根据中医临诊经验，"梨生者清六腑之热，熟者滋五脏之阴"，对肺结核、急性或慢性气管炎和上呼吸道感染的患者出现的咽干喉疼痒、声音嘶哑、痰多而稠、大便燥结、小便黄少等症状均有疗效。有上述疾患的人，在服药的同时吃些梨，可以帮助缓解病情，促进病愈。

现代医学研究认为，梨还有降低血压、清热镇静的作用。高血压、心脏病的病人如有头晕目眩、心悸耳鸣，食梨大有益处。梨含有丰富的糖分和多种维生素，有保肝和帮助消化的作用，所以对肝炎、肝硬化患者来说，梨可作为辅助治疗的食品。

历代医家誉为"五汁饮"的方剂，可治疗各种热病、津液不足、酒后烦渴等症，疗效卓著。该方主要是取梨汁和荸荠汁、藕汁、芦苇汁、麦冬汁各等分，混匀凉服或温服。

中成药"雪梨膏"有止咳化痰作用，最受患者欢迎。做梨膏的上好原料是河北定县的一种油秋梨，"定县梨膏"闻名各地。北京秋梨膏在全国也是有名的，并出口多国。据历史记载，梨膏的制作始于唐代。传说唐武宗患病，终日口干舌燥、心热气促，服百药无效。正在焦虑之时，来了一位道士，自称有妙方可治。道士把梨绞出汁，配上蜂蜜熬制成膏，唐武宗服用几天后，果然病愈。之后，梨膏就兴盛起来，一直流传至今。上海还产有一种梨膏糖，有镇咳止嗽作用。传说唐朝宰相魏徵的母亲患咳嗽病，又不爱吃药，以致咳嗽加剧。魏徵想到他母亲爱吃梨，梨有止咳功能，便令人将治咳嗽的中药研成末，同梨汁一起熬成梨膏糖。

他母亲吃了此糖，不久咳嗽病就好了，后来广为流传，直到今天仍受人们的欢迎。

用梨治病的好处很多，又很方便，既可生食，亦可熟食，饮汁或切片煮粥、煎汤服均可。除梨之外，梨树的叶、花、根等也能入药，有润肺、消痰、清热、解毒等功效。

由于梨性寒，过食可助湿伤脾。《本草纲目》指出："梨之有益，盖不为少，但不宜过食尔。"《罗氏会约医镜》中还指出："产妇及脾虚泄泻者禁之，以其过于冷利也。"因此，不可一次食用过多，有脾胃虚寒、慢性肠炎的患者，不宜食用。

六、杏和医药的联系

杏，自古以来就和医药联系在一起。据古籍记载和民间传说，三国时有位名医叫董奉，酷爱杏树。他为人敦厚、善良，给人治病不收医药费，只让病家给种植杏树，轻症种一株，重病植三五株不等。经过数年，竟得十万余株，成了一片大杏林，号称"董仙杏林"。董奉将卖杏之钱，除了买药材外，并换米麦接济贫苦人。因此，病人和穷人都非常感谢他，送给他"杏林春暖"的匾额，以表心意，所以，后人常以"杏林"作为对医家的颂词。后来不少药材店也争相以"杏"字招牌招徕生意，什么"杏林堂""杏春堂"一类的药店就多起来了。

杏的果实、杏仁、杏叶和树皮、树根均可药用，但主要是用杏仁。杏仁分苦、甜两种，入药以苦杏仁为主。其味苦性温，有小毒，入肺、大肠经，有止咳、平喘、祛痰、润肠、通便的功效，适用于伤风感冒引起的咳嗽、痰多、哮喘、大便燥结及老人肠液枯燥、产后便秘等症。中医临床认为，苦杏仁长于治实症咳喘，甜杏仁偏于滋养，多用于虚咳。据现代医学研究，苦杏仁之所以有上述功用，是因其含有苦杏仁甙，它可以在人体分解出微量氢氰酸，对呼吸中枢有镇静作用，故可止咳、平喘。又因其含有丰富的脂肪，故能润肠通便，我国药典载有苦杏仁制剂"杏仁油""杏仁水""杏仁乳剂"等供医用。

杏仁除药用外，亦供食用，但苦杏仁有毒，不可多食。据测定，小孩一次吃 20 粒左右，成人一次吃 50 粒左右，即可中毒。儿童年幼贪食，应加注意。中毒原因是大量苦杏仁甙进入人体，产生过量氢氰酸，使红细胞失去能力，并麻痹、抑制延髓中枢。古代名医扁鹊曾指出过食杏仁可"动宿疾，令人目盲，须发落"。制作酱菜、果糖、罐头等食品的酱杏仁、杏仁茶、杏仁露、杏仁酪、杏仁霜、杏仁粉、杏仁饼等一类珍馐佳品，是经过加工去毒或用甜杏仁制作的，因此无碍。

此外，据《卫生简易方》载，杏花可治妇女不孕症；《本草蒙筌》介绍杏叶"煎汤洗眼"可治目疾；《寒上方》记述："如堕马扑损，瘀血在内，取杏枝三两，细剉微熬，好酒二升，煎十余沸，去渣，分为二服。"《本草蒙筌》还说杏树根有"堕胎"作用。有的资料介绍，如食苦杏仁中毒，可用杏树皮 100 克煎汤内服，毒即解。

杏除鲜食外，还可制蜜饯、杏脯、果酱、果酒、醋等。杏仁的营养比杏本身更丰富，榨出之油可食用、做糕点、入药，也可作为仪器的高级润滑油和生发油等，经济价值较高。

杏性温，一次不宜食入过多，以免上火发炎，中医认为过食对炎症和牙齿不利，还容易诱发疖肿或拉肚子。所以，谚语有"桃饱人，杏伤人"之说。

七、春果佳品数樱桃

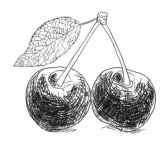

当桃花、梨花还在沉睡的时候，樱桃花第一个绽放出了美丽的身姿迎接春天的到来。当其他水果还在开花时节，樱桃便上市了，实为"先百果而熟"！

樱桃成熟时，果实累累，红艳异常，个个像珍珠，颗颗像宝石，色泽光洁，悦人心目！难怪人们都喜爱樱桃，诗人为它作诗，画家拿它作画，摄影家更喜欢把它摄入镜头……

我国古时称樱桃为含桃、荆桃，它虽非桃类，但其形似桃，故名。又因黄莺喜欢啄食这种果子，又叫莺桃。李时珍在《本草纲目》中说它圆如璎珠，璎和樱同音，后人就叫樱桃了。由于樱桃颜色红艳，体态娇小，古人常形容美女的嘴为"樱桃小口"。

宋代《本草图经》上说："樱桃处处有之，而洛中者最胜。其木多阴，先百果而熟，故古人多贵之。"我国樱桃的品种不多，熟时深红色的叫朱樱，颜色发紫、皮里有细黄点的叫紫樱，其色黄而发亮的叫蜡樱，小而红的叫樱珠，大如弹丸、核小肉厚、其甜如蜜的叫崖蜜。其中以紫樱为好，个大肉甜，色鲜浆多，闻名全国。

樱桃所含的养分和其他水果差不多，值得一提的是，樱桃的含铁量为百果之冠，比同量的苹果、橘子、梨等要高20倍以上，而铁质是人体血液不可缺少的成分。樱桃另一个可贵之处是除作鲜果食用外，亦可加工制成罐头、果酱、果酒等，远销国外。

樱桃也作药用，《名医别录》说樱桃"调中，令人好颜色，美志"。《滇南本草》说樱桃"治一切虚症，能大补元气，滋润皮肤"。中医认为樱桃于三月末、四月初成熟，得正阳之气，故性热，食之过多可作热上火，热性病人忌食。李时珍在他的《本草纲目》中还引了一个事例说：舞水有一富翁，家有二子，喜食樱桃，每日都吃一二斤。连食半个月后，大儿子得了肺痿，二儿子得了肺痈，不久相继而死。李时珍为此评论说："百果之生，所以养人，非欲害人。富贵之家，纵其嗜欲，取死是何？"再好的食物，吃得过多都会适得其反。古人有诗云"爽口物多终作疾"，这是一点也不假的。

樱桃药用的特点是多以核入药，有发汗、透痘疹的功效。临诊时用作发汗、透疹专剂，凡麻疹初起、出而未透的都适用，也可外用，煎汤作为洗剂，亦有透疹的效果。民间还用樱桃治汗斑，是将樱桃挤汁，装入洁净瓶中，涂患处；樱桃汁也能治烧伤烫伤，涂患处，有止疼、防止起泡的作用。

八、闲话"仙果"桃子

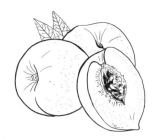

桃是我国人民普遍喜爱的果品，有仙桃、寿桃、寿果的别名。桃与长寿联系在一起是不无道理的，除了它那美丽的颜色、香甜的美味和悦目的外形以外，也与它所含的营养和医疗作用有关。桃子的营养比较丰富，内含蛋白质、脂肪、糖类、纤维素、胡萝卜素、维生素 B_1、B_2、C 和钙、磷、铁等矿物质。《大明本草》称桃为"肺之果，肺病宜食之"。桃子性甘热，有益颜色、解劳热的功效，但多食能令人发热、腹胀，所以，民间有"桃饱人"之说。

还有一种桃子在树上经冬不落，叫瘪桃干，又叫桃枭、桃奴，也作药用，有生津、止汗、养胃、除烦等功用。中医常用于治疗小儿虚汗、妇女妊娠下血；烧烟，熏痔疮；烧黑油，治头上生疮等。

桃仁作为药用，堪称一宝。桃仁味苦甘，性平而润，入肝、肺、大肠经，有破血去瘀、润燥滑肠的功效，能活血行血、清散瘀血、去痰和润肠。桃仁还有去血管栓塞的作用，故可用于血管栓塞引起的半身不遂，临床上常用于治疗经闭不通、月经疼、血压过高、慢性阑尾炎和跌打损伤引起的瘀血肿疼等症。由于桃仁功能破血，食之能引起流产，孕妇忌用，对于血枯、血虚腹疼亦忌用。如用作和血,应去皮尖生用;如用于破血,宜连皮尖炒用。据《中医方药学》载:桃仁有镇咳作用,可代替杏仁使用。但是桃仁并不是专用的镇咳药,其性是祛瘀、破滞,而且所含镇咳有效成分如大量内服能麻痹延髓呼吸中枢,引起中毒,服用时切勿过量。

桃叶味苦性平,有很好的发汗和杀虫作用。李时珍在《本草纲目》中引了一则带点传奇色彩的医案。该文说:梁武帝时有一属官叫范云,得了时疫热病,请当时名医徐文伯诊之。范云说武帝有重要使命交给我,而且限期临近,请先生给我治好。文伯答:"这很容易。但是,恐怕两年后再病就无可救药了。"范云说只要完成这次使命后再死,也就可以了,何况两年后呢?文伯"乃以火煅地,布桃叶、柏叶于上,令云卧之。少倾汗出粉之,翌日遂愈"。一方面说明桃叶的发汗作用,另一方面也说明发汗时应顾及表里虚实,以免顾此失彼。

民间常用桃叶治疗淋巴腺炎、风湿性关节炎、鼻中生疮、足癣,并能灭跳蚤等。治淋巴腺炎时可将鲜桃树叶捣烂,加黄酒少许,炖熟,敷于患处。治风湿关节炎,可取鲜桃叶30斤,加水适量,煎至桃叶呈暗褐色,过滤去渣;再用文火熬成膏状,加樟脑25克,冰片3克即成,用此膏贴患处。治鼻中生疮时可把嫩桃叶捣烂塞入鼻中,一日更换2~3次。治足癣时可用鲜桃叶捣烂敷患处。用于灭跳蚤时可将桃叶不拘多少,水煎成浓汁,喷洒于有蚤处,可杀灭。

除了桃子、桃花、桃仁、桃叶可药用外,桃树上的桃胶、树枝、树皮和桃子上面的桃毛都有一定的药用价值。如桃胶可下石淋、破血、保中不肌、和血益气,久服身轻不老;桃枝及树皮可

第四章 正确选择食物提高免疫力

去胃热，治心腹疼、黄疸等症；桃毛有破血、止带作用。

九、探秘"水果之王"

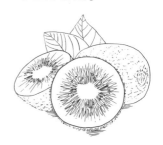

猕猴桃形似梨，色如桃，是猕猴喜食的一种野生水果，故名猕猴桃。

猕猴桃的果实酸甜适口，汁多液浓，味道清香，不仅是老人、儿童、体弱多病者的良好滋补果品，还是航空、航海和高原、高温工作人员的保健食品。猕猴桃因其具有味美、营养丰富的特点，故被人们誉为"水果之王"。

据测定，猕猴桃鲜果中含有维生素C、B、P和糖分、氨基酸以及钙、磷、铁、钾、铜等营养物质，此外还含有猕猴桃碱、酶类等物质。

因猕猴桃维生素C的含量丰富，故对坏血病、过敏性紫癜、感冒及脾脏肿大、热毒、咽喉病有很好的预防和辅助治疗作用。维生素C可阻止和减少自由基的生成并可阻断亚硝胺在人体内的合成，对预防癌症有一定作用；还可促进干扰素的产生，可增强机体的免疫力和抗癌能力。

猕猴桃中的有效成分可降低血胆固醇及三酰甘油水平，对高血压、心血管疾病有明显疗效，还可用于肝炎、消化不良、食欲不振、呕吐、反胃和维生素缺乏症的治疗。

中医认为，猕猴桃性寒味酸甘，具有滋补强身、清热利尿、生津润燥等功效。

十、美味多汁的葡萄

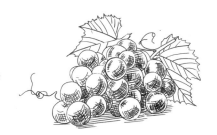

葡萄是一种很古老的植物，已有五千多年的栽培历史，经过长期的改良和自然选择，现在全世界有记载和有名称的葡萄品种已达八千种以上，至今仍在不断培育出新品种。

葡萄是一种世界性水果，除鲜食外，80%左右用于酿酒和制饮料，经济价值很高，被誉为"世界水果的明珠"。

葡萄是一种营养价值较高的水果，含糖量为15%～30%，其中以葡萄糖为主，可为人体直接吸收。葡萄还含有蛋白质、卵磷脂、酒石酸、苹果酸、枸橼酸、果胶、胡萝卜素、维生素和矿物质，仅氨基酸就含有十几种。

国外科学家研究发现，在葡萄的皮、核和汁中含有一种天然的抗胆固醇物质和抗真菌化合物，能降低人体血清胆固醇水平，并能降低血小板的凝聚力，对防止血管硬化、冠心病、脑血栓、高胆固醇血症、脂肪肝、视网膜炎等都有一定作用。

葡萄的果肉、根、叶均可作药用，这在祖国医学典籍中有很多记载。《神农本草经》说"葡萄味甘、平，主筋骨湿痹，益气倍力，强志，令人肥健、耐饥、忍风寒……"其他如《本草衍义》《本草纲目》《本草求真》等医药书籍对其药用都有记述。古人评价说："中国珍果甚多，且复为说蒲萄（即葡萄）。当其朱夏涉秋，尚有馀暑，醉酒宿醒，掩露而食。甘而不饴，酸而不脆，冷而不寒，味长汁多，除烦解渴……他方之果，宁有匹之者。"这些话精辟地说明了葡萄的性能。

由于葡萄有利筋骨、治湿痹、益气补血、除烦解渴、健胃利尿等功效，临床上常用于治疗筋骨风湿疼、小便涩疼，常食使人健壮、耐风寒、利小便。葡萄干能健胃补气，为滋养品，虚弱患者最宜食用，既可开胃口，增进食欲，又可补气养血。葡萄的根、藤和叶以水煎服，可治妊娠恶阻，并有安胎、消肿和利尿的作用。近年来，根据祖国医学指出的功用，将玫瑰香葡萄的叶、藤加工提制成注射剂，用于治疗坐骨神经疼、三叉神经疼有很好的疗效。葡萄汁对高血压有益，常饮可使血压下降。据报道，野葡萄藤有抗癌作用，可用于治疗食道癌、乳腺癌和淋巴肉瘤等。

此外，葡萄子含有15%~20%的脂肪，能榨油，可食用，并作高级润滑油，葡萄皮可提取酒石酸和单宁酸等药物。

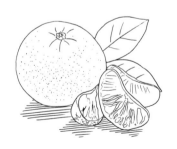

十一、佳果良药话柑橘

"绿叶素荣，纷其可喜兮。

曾枝剡棘，圆果抟兮。

青黄杂糅,文章烂兮。

精色内白,类任道兮。"

伟大的诗人屈原在他写的《橘颂》里赞颂了橘树与金橘的品格与美德。

的确,柑橘是值得赞颂的,它那金灿灿、黄澄澄的瑰丽颜色,它那酸甜适口的味道,它那丰富的营养和医药上的价值,是值得伟大诗人屈原为它谱写一曲颂歌。

葛洪的《神仙传》记载:两千年前西汉文帝时,桂阳人苏仙公精通医术,苦练修仙,在得道升天前,对其母说:"明年天下疾疫,庭中井水一升,檐下橘叶一枚,可疗一人。"次年,果然流行瘟疫,其母照他说的办法医治病人,果然都痊愈了。后来有些中药店挂的"橘井泉香"的匾额,便来源于此。神话传说虽不足为据,但橘子可以治病是千真万确的。

柑橘是一个庞大的家族,橘子、柑子、柚子、橙子、柠檬都是这个家族的成员,因此柑橘在果树学中是泛指这类水果。

柑橘的家族中还有一种"枳",是柑橘移居北方因环境条件改变而成的变种。枳的果肉又酸又苦,不能食用,但可入药,中药名称叫"枳实"与"枳壳",有健胃消积和破气化痰的功效。

柑橘含有糖、柠檬酸、胡萝卜素、多种维生素以及钙、磷、铁等营养成分。柑橘的果皮含有多种醛类、烯类和醇类物质。

橘子的肉、皮、核、络、叶等都是有名的中药,在《神农本草经》《橘录》《名医别录》《本草纲目》等古籍中均有记载。吃橘子剥下来的皮,干后叫"陈皮"(因入药以陈的好,故名陈皮)。陈皮以广东产的新会柑为最好,皮厚不脆,药力较好,所以又叫"广陈皮"或"新会皮"。陈皮的炮制方法不同,药效也不一样,分为童便浸晒、姜汁炒、盐水炒、醋炒、蜜制等,可根据不同情况选用。将橘皮剖开,外层的红色薄皮叫橘红,内层的白皮叫橘白,橘瓢上面的白色网状络丝叫橘络,果核叫橘核,未成熟的果皮因颜色发青叫青皮。

橘皮性温,味辛、苦,入肺、脾二经。《本草纲目》记载橘皮"同补药则补,同泻药则泻,同升药则升,同降药则降"。中医临床经验认为橘皮有健胃、祛痰、镇咳、驱风利尿、止逆和止胃疼的功效。据现代医学研究,橘皮含有挥发性芳香油,起兴奋心脏、抑制胃肠和子宫运动等作用。橘皮是治疗高血压、心肌梗塞、脂肪肝的有效药,是成药"脉通"的原料之一。中医在治疗脾胃气滞、脘腹胀满、消化不良、食欲不振、恶心呕吐、咳嗽痰多、胸膈闷满等症时,处方中常用陈皮。

橘络含有维生素P,不仅能防治高血压症,而且对老年人也非常有益。中医说橘络有化痰、通经的功效,适用于高血压和咳嗽引起的胸胁疼等症,与香附配合可治胸膜炎。

橘红和橘白二者都是从橘皮中分出的,因而功用与陈皮相似。橘红主要应用于喉痒咳嗽、痰多不利等症;橘白性味苦平,功能通络化痰、顺气活胃而无燥烈之弊,主要用于痰滞咳嗽、胸闷胸疼等。

橘核,性温味苦,功能理气、散结、止疼,适用于小肠疝气、睾丸肿疼、乳腺发炎等。中成药"橘核丸"就是以橘核为主,主治疝气堕疼、睾丸肿胀等症。

中医临诊认为青皮有"破气散滞、疏肝止疼"的作用,常用于胃满、消化不良、胸胁疼、乳房胀疼等症。应用时,多以醋拌炒,干后使用。

橘叶性味苦平,有疏肝行气、消肿散毒的作用,适用于乳痈肿疼、乳房有结块等。

十二、解毒清肠的香蕉

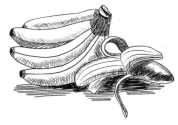

香蕉,是我国南方四大果品之一,气味清香芬芳,味甜爽口,肉软滑腻,人人爱吃。香蕉一年四季都能开花结果,南方可长年供应,北方秋冬吃到的较多。

据古籍记载,我国汉代就栽培香蕉,那时称为"甘蕉"。据说汉武帝起扶荔官时,收集天下奇花异木时,其中就有香蕉。

香蕉能缓解胃酸对胃黏膜的刺激,是胃病患者理想的食疗佳果。临床上服用激素类药物,常会诱发胃溃疡出血,若服药后吃些香蕉,可以保护胃黏膜以免发生溃疡。

香蕉有控制血压的作用。这是因为香蕉富含降低血压、保护动脉内壁的钾元素。人体实验表明,经常食用香蕉比偶尔吃香蕉者,中风发病率降低23.6%。如果连续一周每日食香蕉2个,可使血压下降10%。若每天吃5个香蕉,就等于摄入钾2300毫克,其降压效果相当于日服降压药的50%。高血压、动脉硬化、冠心病患者，每天吃 3~5 个香蕉，或饮香蕉茶（香蕉 50 克研碎，加入相等的茶液中，再加适量糖），每次 1 小杯，日饮 3 次，对治疗心血管病有所补益。

香蕉能使人的心情变得愉悦，并减轻疼痛和忧郁，故又有"快乐食品"之称。

香蕉还具有神奇的护肤美容效果。气候干燥寒冷，手足皮肤皲裂时，用熟透的香蕉 1 个，放火炉旁烤热，涂于患处，并按摩一会儿，可促使皲裂皮肤较快愈合。成熟香蕉肉有抑制真菌、细菌的作用。香蕉皮中含有抑制真菌的有效成分—— 蕉皮素，因此，敷贴香蕉皮可治疗由真菌或细菌感染引起的皮肤瘙痒症。

香蕉中含有抗癌物质。动物实验提示，香蕉可增强机体的免疫力，能使肿瘤缩小。实验还表明，香蕉越成熟，表皮黑斑越多，其免疫活性越高。

香蕉还有滑肠和止泻作用。研究发现，持续腹泻的患儿肠道多孔，青香蕉能降低肠道的多孔性，能使大便正常。

中医认为香蕉具有止烦渴、润肺肠、通血脉、填精髓的功效，适用于便秘、酒醉、干渴、发烧、皮肤生疮等症。香蕉的根性味甘、淡、寒，甘淡能渗湿利尿，寒能清热，用于热病高烧，可引热邪从二便而解。用其根茎部，去外皮，外擦患处，可治麻疹。以小竹管插入茎皮中，自然有汁液流出，取之可治烫火伤；用汁梳头，可使脱发生长变黑。香蕉花烧存性，研末，盐开水送服，可治胃疼和子宫脱垂。香蕉叶研末和生姜汁涂肿毒，有消炎止疼的效果。香蕉皮煎汤服，可治高血压和白喉。

十三、甘甜养人的大枣

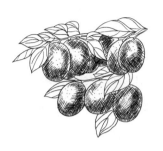

大枣，又名红枣、枣子，自古以来被列为"五果"（即桃、李、梅、杏、枣）之一。枣是我国原产的果品，具有悠久的历史。在古籍《山海经》《尔雅》和《齐民要术》里都有枣的记载。湖南马王堆西汉古墓出土文物中就有红枣，证明我国种枣历史已很久远。

大枣的营养很丰富，含较多的糖、蛋白质、脂肪、淀粉、维生素及胡萝卜素等物质，其中维生素 C 含量在水果中名列前茅，比苹果、桃子等高一百倍左右，维生素 P 的含量也是百果之冠。

从古至今，大枣都是一味良药，其果肉、果核、树皮、树根均可药用。大枣味甘、性平、无毒，中医向来把它当作清润补品。我国杰出的医学家张仲景称赞大枣"有治心腹邪气、化顽肉之功"，他的名著《伤寒论》113 例经方中就有 63 例用了大枣。《本草备要》说大枣能"补中益气，滋脾土，润心肺，调荣卫，缓阴血，生津液，悦颜色，通九窍，助十二经，和百药"。伟大的药物学家李时珍认为大枣是脾之果，脾病患者最宜食之。中医处方常用大枣，适用于治疗脾胃虚弱、气血不足、贫血萎黄、肺虚咳嗽、四肢无力和失眠、过敏性紫癜、血小板减少、肝炎、高血压等症。大枣还有降低血清胆固醇和增加血清总蛋白及白蛋白的作用。

此外，还有一种酸枣，药用其仁，称酸枣仁，起镇静、催眠的作用，前人有"熟用治不眠，生用治好眠"之说。经临床应用，证明生用、炒用都有催眠功效。酸枣仁的另一个功用是可持续降低血压，这对高血压症非常有益。

大枣还能调和百药，减低某些药物的毒性和刺激性，故在处方中如用较猛或带刺激性的药物时，即配用大枣以保护脾胃，减少副作用，使药物发挥更好疗效。

鲜枣除生食外，还可加工制成蜜枣、熏枣、焦枣、黑枣、酒枣、枣干、枣泥、枣糕、枣酒、枣醋、蜜饯、罐头等，是人们日常生活中少不了的美味佳品。

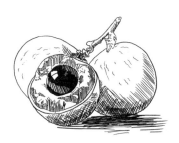

十四、养血安神的龙眼

龙眼是我国特有的水果，最早栽培于岭南。因其上市多在荔枝摘完之后，故有"荔奴"之名；因其形状似荔枝，肉富于荔枝，白面有浆，又被称为"亚荔枝"。它的肉像一只只圆圆的眼睛，人们又叫它"圆眼"。有些迟熟的品种，要在桂花飘香的时节才成熟，故又称"桂圆"。

龙眼的果实呈赤色或紫红色，有圆球形的果壳，果肉大如弹丸，内含乳白色、半透明果浆，色泽晶莹，鲜嫩爽口，味甜如蜜；果肉干后则变成暗褐色，质柔韧，去核的叫龙眼肉，鲜龙眼烘干后叫桂圆干,都是传统的名贵滋补品。一般认为龙眼的滋补力强,补养比荔枝好,而且荔枝性热,龙眼则性质平和,所以《本草纲目》上说:"资益以龙眼为良。"

龙眼既是名贵食品,也是有价值的中药,它的肉、皮、核、根均可入药,历代的药书皆推崇备至。龙眼肉为营养品,有滋补营血、安神养心之效;核为收敛止血药,适用于贫血、心悸、失眠、健忘、神经衰弱及病后产后身体衰弱、肠风下血等症。中医认为,龙眼为补血益心之佳果,是益脾长智之要药。因其味甘,类大枣,入脾经,治脾病功胜大枣,且又无大枣壅气之弊;龙眼在补气润气之中,又有补血作用。凡因思虑过度引起的失眠、惊悸,用龙眼治之最好。中成药"玉灵膏",就是用龙眼肉与白糖熬制而成,用于年老体衰、气血不足及产后血亏、脑力衰退等症。龙眼虽有以上好处,但腹泻、消化不良、中满气壅、舌苔厚腻者,不宜食用。

十五、药食同源的柿子

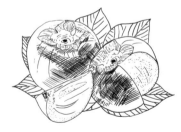

谚语说"七月小枣八月梨,九月柿子上满集",说明农历九月正是柿子的收获季节。柿子含糖量高,含酸量低,在水果中甜味居首位,被誉为"最甜的金果子"。

据历代医家的记载和中医临床经验,柿、柿霜、柿蒂、柿叶各有不同的功用。

柿，味甘性寒，有清热、润肺、生津、止渴、祛痰、镇咳等作用，用于治疗慢性气管炎、高血压、动脉硬化、痔疮出血、大便秘结等症。将柿子或柿饼蒸后当点心吃，可治痔疮下血。将柿子榨汁，加牛奶或米汤调服，每次半杯，可用于高血压或有中风倾向时。用鲜柿子浸出的液制成无菌注射液作穴位注射，可治慢性气管炎。成熟的红柿是一种平和的滋养品，能补虚、健胃、润肠、利肺。柿饼性味甘平，能和胃肠、止血，可治吐血和痔疮下血，适量熟食可止泻、止痢。

柿霜是制造柿饼的副产品，系由采摘将熟的柿子，削去外皮，经日晒夜露，天长日久，表面渗出的一种白色粉末，内含甘露醇、葡萄糖、果糖、蔗糖等，性味甘凉，入肺胃经，功能清热、消炎、润燥，可治疗口舌生疮、咽干喉疼、气管炎等症。

柿蒂俗称柿子把，性味苦平，功能降逆气、止恶心，可治呃逆、噫气和恶心不止。中医治疗此类疾病的常用方剂是"柿钱散"和"柿蒂汤"，有令人满意的疗效。

柿叶性味涩平，有抗菌消炎、止血降压等作用，可用于各种急慢性炎症和出血，对肺结核咯血、胃溃疡吐血、功能性子宫出血、支气管扩张咯血、痔瘘便血、眼底出血、血小板减少性紫癜和肺气胀满、咳嗽痰喘等均有较好疗效。除可用柿叶研末或煎汤内服外，目前已制成柿叶注射液、血净片、止血散等制剂，用于临床治疗。近年来，我国还将柿叶加工制成"柿叶茶"饮用，不仅可软化血管，防止动脉硬化，治疗失眠，清热解毒，而且对消除浮肿也有明显作用。

柿子虽可制成多种食品，又有很好的医疗作用，但也有它的不足之处，食用不当，亦可致病。因为柿子中含有鞣质，有涩味，有很强的收敛作用，遇酸可凝集成块，与蛋白质结合产生沉淀。吃多了，特别是空腹吃未削皮的柿子，容易和胃酸结合凝集成块而滞留胃里，形成不易消化的植物团。时间久了就引起"胃结石"，中医称为"柿石症"，可使人腹部膨胀，疼痛呕吐，甚至肠气不通，还可摸到移动性肿块，严重的会引起消化道出血、肠梗塞。因此，柿子不可一次吃得太多，也不宜空腹时吃，更不要囫囵吞枣地连皮吃。

第二节 提高免疫力的蔬菜

新鲜蔬菜中含有丰富的维生素以及花青素、生物类黄酮素、茄红素、叶黄素等。多吃维生素C含量高的蔬菜对于免疫力提升有一定好处，而蔬菜中的花青素能够调节机体免疫力，也可以适量多吃一些。

一、小番茄营养高

每到夏天，人人爱吃的番茄大量上市。它那美丽的颜色、酸甜可口的味道，深受人们的喜爱。番茄生吃可代水果，烹调又是佳蔬，物美而价廉，可是，这很平常的蔬果却有着极不平常的经历。

番茄的老家在秘鲁和墨西哥，生长在森林里，是一种野生浆果。当地人把它看成是有毒的果子，叫它"狼桃"。尽管它色泽娇艳，惹人喜爱，但无人敢吃上一口。大约在16世纪中叶，西班牙和葡萄牙人从秘鲁把番茄带到了欧洲，相继在英国、法国、德国等国落了户。当初，人们只是把它种于庭院中供观赏，并未作食用。18世纪末，法国有一位画家产生想尝尝番茄是什么味道的念头，他想：这么逗人喜爱的果子，样子这么好看，理应可吃。于是他冒着中毒致死的危险，壮大胆子试吃了一个，并穿好衣服躺在床上静等"死神"的降临。可是，半天过去了，一天过去了，并未感到不适；后来又再吃，觉得酸甜可口，味道鲜美，别有风味；继而再吃，依然平安无事。经过这位勇敢的画家一宣传，吃番茄的人才逐渐多起来。从此，番茄随着它的趣闻佳话在世界各地传播开来。

番茄的营养非常丰富，含蛋白质、脂肪、碳水化合物、钙、磷、铁和维生素等。其中，维生素A的含量是莴笋的15倍，维生素C则相当于两斤半苹果、三斤香蕉、四斤梨子的含量。一般蔬菜中的维生素C煮上三分钟损失5%，煮十五分钟损失30%，而番茄中的维生素C虽经烹调煮熟，却比其他蔬菜损失少得多。这是因为番茄有酸味，维生素C在酸性环境中受到保护。经计算，每人每天吃两三个番茄，便可满足一天对维生素和矿物质的需要。

色、香、味俱佳的番茄不但供食用，亦可药用。祖国医学认为番茄味酸甘，性平，无毒，有清热解毒、凉血平肝、解暑止渴的作用，适用于高血压、牙龈出血、胃热口苦、发热烦渴、中暑等症。

番茄的医疗作用就在于它所含的成分，例如维生素 P 可保护血管，能防治高血压；烟酸可保护皮肤健康，治疗癞皮病，维持胃液的正常分泌，促进红细胞的形成；维生素 C 可治疗牙龈炎、牙周病、鼻衄等疾病；维生素 A 可保持皮肤的弹性，促进骨骼钙化，对牙齿硬组织的形成起重要作用，并可用于防治小儿佝偻病、夜盲症、眼干燥症；苹果酸和柠檬酸可帮助胃液对脂肪物质进行消化；番茄素可以抑制一些细菌和真菌，可用于口腔发炎。热天还可以净番茄切片熬汤、当茶喝，起清热防暑作用。

二、四季常青的芹菜

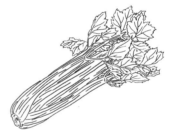

芹菜，原产地中海沿岸，在我国据说已有两千多年的栽培历史，古时称芹菜为水勤、水英、楚葵。《本草纲目》记载："芹有水芹、旱芹。水芹生江湖陂泽之涯；旱芹生平地，有赤、白两种。"除水芹、旱芹之外，还有赤芹（蜀芹、紫堇）、马蕲等。现在市售的芹菜，有青芹、白芹两种，青芹通体全绿，白芹叶绿茎白。药用以旱芹为佳，又名香芹，亦称药芹、胡芹。在蔬菜中，四季常青、周年供应的品种不多，而芹菜有适应春、夏、秋、冬四季的不同品种，有春芹菜、夏芹菜（伏芹）、秋芹菜和越冬芹菜。

芹菜荤素皆宜，既可炒食，又可凉拌，亦可作馅，别有风味。芹菜的养分较高，内含蛋白质、脂肪、糖类、维生素和钙、磷、铁等矿物质。芹菜有一定的镇静和保护血管的作用，常吃芹菜对于高血压、血管硬化、神经衰弱、小儿软骨病等大有益处。

芹菜的药用历代医药典籍均有记载。《神农本草经》说芹菜"止血养精，保血脉，益气，令人肥健嗜食"。《随息居饮食谱》说芹菜"甘凉清胃、涤热祛风、利口齿、咽喉、明目"。中医认为芹菜有健胃、利尿、镇静、降压的功效，适用于治疗高血压引起的头晕、头疼，妇女月经不调、白带过多和小便不利等症。民间用芹菜治高血压、咳嗽痰喘的方法是：用新鲜芹菜洗净捣汁饮服，每天两次，每次一茶杯，有很好的效果。

《本草纲目》还记载，芹菜的叶、根、花、苗均可供药用。李时珍还引了医圣张仲景在《金匮要略》卷下的一段记载。张仲景说，春秋天的时候，有龙带精入芹菜中，人误食后生病，脸色发青，手也发青，肚子大得像怀了孕，痛不可忍。张仲景认为是得了"蛟龙病"。李时珍评论说：芹菜生水边，蛟龙虽变化莫测，但哪会有龙精入芹菜？大概是蜥蜴或蛇之类的东西在春夏之交遗精于芹菜上。蛇喜欢吃芹菜，便是证明。凡是供食用的芹菜都是无毒的，但有一种野生芹，又名斑芹、毒人参，茎上有沟，中空，下部有暗红色斑点，色绿而透明。这种野芹菜有毒，吃后可中毒，不可采食。张仲景说的吃后生病的，是否是这种野芹，不得而知。

三、多吃白菜保平安

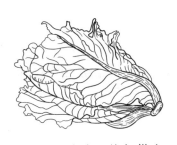

白菜是个"大家族",它的"兄弟姐妹"四季常青,终年供人们食用。春天的黑白菜,夏天的小白菜,秋天的洋白菜,冬天的大白菜等等,荤素皆宜。特别是大白菜,在我国北方地区是秋、冬、春三季供应市场的主要品种,俗话说"种一季,吃半年",确是如此。

白菜的营养在蔬菜中虽属一般,但它是人们常吃的蔬菜,特别在冬、春季鲜菜缺少的情况下,大白菜的贡献可谓大矣。几千年来白菜一直受到人们的喜爱,久吃不厌,这也是个原因。过去,民谚有"好菜不过白菜心,老实不过庄户人",并有"白菜豆腐保平安"的口头话。著名画家齐白石曾在他的画中为白菜鸣不平,他写道:"牡丹为花之王,荔枝为果之先,独不论白菜为菜之王,何也?"这都说明人们对白菜的喜爱和信赖。值得一提的是,白菜含纤维素比较多,不但可以促进肠壁蠕动,帮助消化,防止大便干燥,而且可用来防治结肠癌。另外,白菜中的维生素C含量也不低,对防治坏血病和增强身体抗病能力非常有益。

白菜可作药用,但不如其他蔬菜那样受人重视。药用最早的记载,见于陶弘景的《本草经集注》和《名医别录》,指出它有"通利肠胃,除胸中烦,解酒渴"的作用。清代《本草纲目拾遗》说白菜"甘温无毒,利肠胃,除胸烦,解酒渴,利大小便,和中止嗽，冬汁尤佳"。

民间用白菜治病的单方也很多，最常用的如用大白菜根（疙瘩）煎汤治伤风感冒，药简效宏。用白菜、辣椒熬水洗脚，可防治冻疮；用白菜、大葱、生姜煎汤温服，不但可治感冒，而且对气管炎也有好处。用白菜捣烂敷患处，可治过敏性皮炎。大便秘结时，连吃白菜可通。

但是，千万不要吃烂白菜，吃了可引起中毒。因为白菜烂后，细菌发生作用，白菜中的硝酸盐变成有毒的亚硝酸盐，会使血液里的低铁血红蛋白变成高铁血红蛋白，使血液丧失载氧能力，让人缺氧而中毒。所以，对白菜要注意保管，避免腐烂。

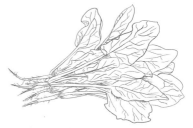

四、营养丰富的菠菜

菠菜，又称波斯菜、菠棱菜、赤根菜、鹦鹉菜等，古代阿拉伯人把其称为"菜中之王"。菠菜的原产地和从何地传入我国，说法不一。一说是在公元7世纪时从尼泊尔传入。据史籍记载，唐太宗时尼婆罗（即现在的尼泊尔）国王派使者入唐，在贡物中带来菠菜。到了宋代，李昉等人编《太平广记》时，也是按这个说法。近代有些学者又有一说，认为菠菜从伊朗传入，理由是菠菜原称波斯菜，而伊朗在唐代称为波斯，是由丝绸之路传入。虽然众说不一，但根据新、旧《唐书》《唐会要》及《西域传》等史书的记载，菠菜来自尼泊尔是可信的。

菠菜的营养丰富，含有较多的蛋白质、多种维生素和矿物质，特别适合于儿童和病人的食用。菠菜所含的酶对胃和胰腺的分泌功能起良好作用，高血压与糖尿病患者食用都有益处。患有贫血、胃肠失调、呼吸道和肺部疾病的人，可以服用菠菜的水浸剂（方法：100克菠菜放入碗中，加水200毫升，隔水煮十分钟，早晚分服）。

营养学家实验证实，菠菜中含"草酸"，不仅有涩味，并和钙质起作用，形成草酸钙而沉淀。因此，吃菠菜时可先放在开水中煮一下，或烫一下捞出，其中的草酸80%以上都留在水里，然后再炒、烩、拌或和豆腐共煮，这样能保全其营养成分。

此外，菠菜还可入药。中医认为，菠菜性冷，冷可疗热，故痈肿毒发、酒湿热毒、痔疾等由于热毒来自胃肠，药用多从甘入，而菠菜味甘，故能清理肠胃之热毒而减轻症候。现代医学把菠菜作为滑肠药，主治习惯性便秘或痔漏，并有促进胰腺分泌的作用，能助消化。

民间常用菠菜治夜盲症：菠菜一斤，捣烂取汁，每日早晚分服，连续服用一段时间；治便秘：鲜菠菜半斤，开水煮三分钟，捞出，以芝麻油拌食，每日早晚各一次。

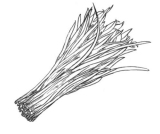

五、韭菜香飘万家

韭菜四季常青，终年供人食用，一生可被剪数十次，剪而复生，有着蓬勃的生命力。当春天刚刚来临、冷气尚在袭人的时候，就可用"黄韭试春盘了"。春节前后，鲜嫩的韭黄带着浓郁的气息香飘万家，成为佐餐的佳肴。春色正浓时，在百菜之前先向人们报到的又是春韭。古人用羊羔春韭祭祖，说明它是蔬菜中之佼佼者。

韭叶挺秀娇美，韭花幽雅朴素，韭味鲜香，韭性辛辣，可谓形、色、香、味俱佳。元代诗人赞美它"气较荤蔬媚，功于肉食多，浓香跨姜桂，余味及瓜茄"。

除夏秋的韭菜之外，冬春季上市的韭菜，由于栽培的方法不同，分为：韭黄，又称黄韭，即由暖室盖席或菜窖中种植出来的，不见阳光，质红弱，色淡黄，鲜嫩，春节期间上市者居多；敞韭，是阳畦风障，不盖席，根粗，腰黄，叶绿，不宜做馅，宜炒食，多于春节前上市；青韭，是用暖室盖席生产，叶淡绿，冬天和初春都可以吃到它；冷韭，又名野鸡脖，全绿色，味美，做馅炒食均可，多于春季上市。

韭菜富含糖类、蛋白质以及维生素等，且含有抗生物质，具有调味、杀菌的功效。《本草拾遗》说韭菜"在菜中，此物最温而益人，宜常食之"。《本草集注》说它"生则辛而行血，熟则甘而补中，益肝、散滞、导瘀"。因此，它还是一味良药呢！

韭菜的叶、根、种子都可作药用。中医认为韭菜的生熟不同，性能不一样，熟食性温，生食性热。叶和根有兴奋、散瘀、活血、止血、止泻、补中、助肝、通络等功效，适用于跌打损伤、噎膈、反胃、肠炎、吐血、胸疼等症。韭菜籽为激性剂，有固精、助阳、补肾、治带、暖腰膝的作用，适用于阳痿、遗精、多尿等疾患。

韭菜的叶和根虽功效相同，但各有侧重，叶行散之力较强，以其汁液散瘀行血为最好；根下行之力胜于叶，可用于止汗。明代李时珍说："韭叶热根温，功用相同，生则辛而散血，熟则甘而补中，乃肝之菜也。"缺点是："韭菜春食则香，夏食则臭，多食则神昏目暗，酒后尤忌。"一般认为，胃虚有热、下部有火和消化不良者不宜食用。韭菜性温、热，含粗纤维较多，不易被胃肠消化吸收。如果一次食入太多，由于粗纤维对肠子的刺激，可使肠蠕动增强，引起腹泻。特别是不宜吃老韭菜，因为越老粗纤维越多，而且比较坚韧，人们说的吃韭菜不好消化，就是指这些。

民间用韭菜治病的方法很多，比如：恶心、呕吐时，在半杯奶中加入韭菜汁两匙、姜汁少许，温服；误吞金属物，全株韭菜煮软，淡食，韭菜可将金属物裹住，一起排出；吐血时，将韭菜根二两捣烂取汁，用童便冲服；治足背扭伤，是将鲜韭菜洗净，加盐少许，一起捣烂，敷患处，轻者一次，重者数次，即愈。

六、美味健康的土豆

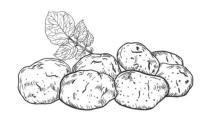

土豆，又叫山药蛋、地蛋、山芋、洋芋、洋山芋、洋番薯等，正式学名叫"马铃薯"。它是世界上主要粮食作物之一，一些国家称土豆为"植物之王"。欧洲、美洲、拉丁美洲一些国家的人民，每天都离不开吃土豆，就像我们每天离不开米面一样。

土豆既可作主食，又可当蔬菜，营养丰富，内含蛋白质、糖、脂肪、粗纤维、钙、磷、铁，并含有丰富的维生素 C、B_1、B_2、B_3 和可分解产生维生素 A 的胡萝卜素。从营养角度来看，它比米、面具有更多的优点，能供给人体大量热能。

世界上土豆的吃法更是五花八门。有的将牛油涂在土豆上，烤着吃；有的在烤土豆上加松软白乳酪、鱼子酱或鲑鱼；有的把土豆切成丁，捣成泥，剁成末，加奶油煎、蒸、烤；有的把土豆和鸡、鱼、肉、蛋一同烹制，至于"土豆烧牛肉"更是欧洲人喜欢吃的了。

在我国，土豆当作主食吃的不多，主要当蔬菜吃，一般最常吃的有土豆炖肉、土豆炒肉丝、素炒土豆丝、拔丝土豆等等。此外，把土豆蒸熟后捣成泥状，掺入适量面粉，可以制作糕点、烙饼；也可与豇豆、小豆为伍，加上糖，制成豆沙馅；做大米、小米干饭或煮稀饭时，把土豆切块放入，也很好吃；把土豆切成片，放在油中炸食也不错；将土豆烤或蒸、煮后，蘸白糖吃，更是别有风味。

土豆用作药物治病，历史非常悠久。在土豆的原产地秘鲁，最早的印地安人把生土豆片散在断骨上疗伤，用土豆擦头治疗头疼，并随身携带，预防风湿；或连同其他食物一起吃，以防消化不良。现代医学研究认为，土豆含有大量的钾，可治消化不良。中医认为土豆性平，有和胃、调中、健脾、益气的功效，适用于治疗胃及十二指肠溃疡、慢性胃疼、习惯性便秘、皮肤湿疹等症。

购买土豆时，应挑选外形完好、平滑坚实、少芽眼，而且没有变色、裂痕、碰烂、发黑、发软、发绿的。土豆中含有一种叫"龙葵素"的有毒物质，土豆完好时含量极少，不致危害健康。当土豆发芽后，皮肉变绿、发紫，这时龙葵素含量就增高，特别集中分布在芽、芽眼、皮内和烂处。吃了这种发芽变绿的土豆，可引起中毒，轻则口干、发麻、恶心、呕吐、腹泻，重则发生麻痹、抽筋、发烧、昏迷等症状。对已发芽、变绿的土豆，可把芽去掉，把芽眼挖去，削掉变绿部分，在水中浸泡一会，然后做熟吃，就平安无事了。

七、夏天茄子滋味长

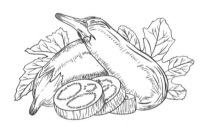

茄子，古时称为"落苏""昆仑瓜""草鳖甲"等，这三个名称都有来历。落苏，亦作酪酥，是因茄子的味道如酥酪，故名；隋炀帝将茄子改称昆仑瓜，但此名未沿用下来；古人称茄为草鳖甲，因鳖甲能治寒热，茄子亦能治寒热之故。

现在常吃的茄子，一般分为圆茄、灯泡茄、线茄三种类型。圆茄，果为圆球形，皮黑紫色，有光泽，果肉浅绿白色，肉质细嫩致密，做烧茄子最好，煮食或凉拌次之，6—10月陆续上市。灯泡茄，形似灯泡，皮黑紫色，肉质略松，含籽少，凉拌较好，比圆茄上市较晚。线茄，果为细长条形或略弯曲，皮较薄，紫色或黑紫色，肉质细嫩松软，不易老，含籽少，七月到霜降前上市。

茄子内含多种维生素、脂肪、蛋白质、糖及矿物质，是一种物美价廉的蔬菜。茄子与一般蔬菜不同的是它含有维生素P，其中以"开紫花、结紫茄"的紫茄子含量最高。维生素P能增强人体细胞间的黏着力，提高微细血管对疾病的抵抗力，可防治小血管出血，能保护血管，使之保持正常的生理功能。特别是动脉硬化、高血压、冠心病、咯血、紫癜和坏血病等患者，吃茄子有辅助治疗的作用。

祖国医学认为茄子的果肉、茎、根、蒂、花均可供药用。茄子性味甘寒，具有散血瘀、消肿止疼、治疗寒热、祛风通络和止血等功效。对细菌性食物中毒，吃生茄子可解毒。将茄子烧炭存性，可治内痔出血及直肠溃疡性出血。用醋和茄子一起捣烂外敷，有消炎镇痛之效，可治无名肿毒。紫茄数斤同煮米饭食用，可辅助治疗黄疸型肝炎。秋后经霜老茄子，烧炭存性，研末，用香油调敷，可治妇女乳头破裂。经霜茄子连蒂烧炭存性，研末，每日用酒送服6克，可治大便下血。

茄子的茎、根、叶煎汤洗患处，可防治冻疮、皲裂和脚后跟痛。白茄根、木防己根、筋骨草各15克，水煎服，可治风湿疼、手足麻木。白茄根烧炭存性，研末，可治口疮、痔疮下血。茄子叶十余片，水煎服，可治腹泻。

茄子蒂与花也有妙用。茄蒂7个，水煎服，每日一剂，可治子宫脱垂。茄蒂烧炭存性为末，撒患处，可治口疮。茄蒂5个，培焦为末，黄酒送服，可治疝气痛。白茄花15克，土茯苓30

克,水煎服,可治妇女白带过多,秋茄花焙焦研末涂患处,可治牙疼。

茄子从夏至冬都有供应,用它治疗小伤小病非常方便,无病多食保健,有病不妨一试。

八、冬吃萝卜好在哪儿

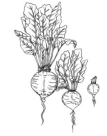

"冬吃萝卜夏吃姜,不劳医生开药方。""萝卜上了街,药铺不用开。"关于萝卜的这些谚语,虽说有点夸张,但却很有科学道理。冬天萝卜大量上市,其间多吃一些,对健康大有裨益。

有人说"萝卜赛过梨",实不为过,不论从所含成分,还是从清甜酥脆上讲,都可与梨相比。萝卜所含的维生素C比梨和苹果高8~10倍,还含有蛋白质、脂肪、糖类、无机盐、维生素、钙、磷、铁等。在冬春水果和蔬菜的淡季,多吃些萝卜,有助于健康。

萝卜含有芥子油,是辛辣味的来源,它和萝卜中的酶一起互相作用,有促进胃肠蠕动、增进食欲、帮助消化的功效。所以,人们吃了肉类等油腻食物后,喜欢吃点萝卜。唐代《四声本草》中说:"凡人饮食过度,生嚼(萝卜)咽之便消。"其中的"生嚼"很合乎科学,因为萝卜中的淀粉酶不耐热,遇到摄氏70度的高温便被破坏,维生素C也怕热,所以萝卜最宜生吃。对于消化不佳的人，如不习惯吃生萝卜，吃一两片酸萝卜也能帮助消化。

近年来，医学界还发现萝卜能抗癌。其一是因为它所含的多种酶，能完全消除致癌物质亚硝胺使细胞发生突变的作用，其二是因为萝卜含有一种木质素，能提高巨噬细胞的活力，可把癌变细胞吞噬掉。

萝卜食用方法很多，如荤炒、素炒、拌肉、红烧、凉拌、做汤、拌馅等，无所不能；又可用它腌制酱萝卜、五香萝干、酸辣萝卜干或糖渍的萝卜糖，也可切片晒干，供长年食用。正如《本草纲目》所说："可生可熟，可菹可酱，可豉可醋，可糖可腊可饭，乃蔬中之最有利益者，而古人不深详之，岂因其贱而忽之耶？"

萝卜在我国最早用于中药而治病，有顺气消食、止咳化痰、除燥生津、散瘀解毒、清凉止渴、利大小便等功效。

《东坡杂记》生动地记述了一个用萝卜治病的方例。文曰："裕陵传王荆公偏头疼方，云是禁中秘方，用生萝卜汁一蚬壳，注鼻中，左痛注右，右痛注左，或两鼻皆注亦可，虽数十年患，皆一注而愈"。《清异录》也载有一方："……其家自先世多留带茎萝卜，悬之檐下，有至十余年者；每至夏秋有病痢者，煮水服之，即止，愈久者愈妙。"至于各种《本草》，均有萝卜医用的记载。

民间用萝卜治病更是普遍。例如用白萝卜煎汤，治伤风感冒；用萝卜、生姜、蜂蜜、水煎服，治咳嗽哮喘；煤气中毒头晕、恶心，服白萝卜汁；用白萝卜汁和藕汁混合服下，治吐血、便血等，既简便，又有效。

近年来，临床报道萝卜汁外用，治滴虫性阴道炎，有效率可达90%以上；用萝卜汁和茅根汁为主药，可治矽肺；木薯中毒时，可用大量萝卜汁灌服，有解毒效果；用萝卜汁加蜂蜜服用，起降压、降脂作用……

除萝卜外，萝卜籽也是常用的中药，中医处方称"莱菔籽"，有降气平喘、消食化痰的作用，力量比萝卜强，只适用于体质较强的患者，体弱者不宜使用。

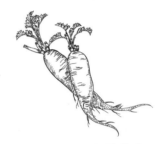

九、胡萝卜的营养价值

我国民间，群众把胡萝卜誉为"小人参"。之所以这样称它，有两方面的原因，一是胡萝卜的营养丰富，物美价廉，而且有医病作用。它那独特的芳香和清甜适口的味道，深受人们欢迎。二是胡萝卜的形状同人参相似。

胡萝卜原产于欧洲寒冷干燥的高原地区，明朝时由欧洲经西亚传入中国。因为我国当时对西亚地区概称为"胡"，故把这种萝卜加上一个"胡"字。

胡萝卜因其颜色是红的，又称红萝卜，除种植外，也有野生。它既可作菜肴，又可与粮食一起吃，也可制成干菜或加工成粉，还可腌制咸菜或糖渍。河南杞县有名的特产就是酱红胡萝卜，色、香、味特佳，远近驰名。胡萝卜可生食、炒食，与牛、羊肉共炖尤其鲜美。

胡萝卜有两个特点：一是含糖量高于一般蔬菜，并有芳香甜味；二是含有丰富的胡萝卜素。胡萝卜素摄入人体后可转变成维生素A，可维护眼睛和皮肤的健康。患皮肤粗糙和夜盲症、眼干燥症、小儿软骨病的人，就是因为缺乏维生素A，尤其是儿童在发育生长期更加需要。其实，各种蔬菜中都含有多少不等的胡萝卜素，但是比较容易损失，不太容易被人体全部吸收，而胡萝卜所含胡萝卜素在高温下也能保持不变，因此易于被人体吸收利用。胡萝卜的颜色愈浓，所含胡萝卜素愈多，胡萝卜还含有丙种维生素、蛋白质、脂肪和若干矿物质。

胡萝卜所含的糖为单糖和多糖，其中的淀粉糖和蔗糖在胃肠道中受许多消化酶的作用，可变成葡萄糖、果糖，被人体吸收，成为人体热量来源之一。

胡萝卜还含有人体必需的许多矿物质，其中如钙、磷是组成骨骼的主要成分，铁和铜是合成血红素的必备物质，氟能增强牙齿珐琅质的抗腐能力，其他如镁、锰、钴等对酶的构成以及蛋白质、脂肪、维生素、糖类的代谢等都有重要作用。胡萝卜中的粗纤维能刺激胃肠蠕动，有益于消化；所含的挥发油具有芳香气味，起增进消化和杀菌作用。

胡萝卜也是一味中药，常作为营养健胃剂，可治疗夜盲、肺结核、营养不良、贫血、小儿软骨病、食欲不振、眼干燥症等。

现代医学研究发现，胡萝卜还有降压、强心、抗炎和抗过敏的作用，让高血压患者饮胡萝卜汁，可使血压迅速降低。胡萝卜花中的槲皮素还能增加冠状动脉血流量，降低血脂，促进肾上腺素的合成。另外，文献报道，胡萝卜种子有抗生育的作用。

另外，胡萝卜有加速排出人体内汞离子的功能。汞在人体中对健康不利，积蓄到一定量，可引起中毒。研究认为胡萝卜中的大量果胶物质可与汞结合，以降低血液中汞离子的浓度。医学家认为，把胡萝卜作为那些可能摄入汞的人的经常性食物，是有益的。

十、家常黄瓜不一般

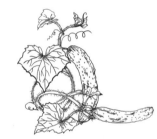

黄瓜碧绿淡雅，青翠欲滴，使人赏心悦目；其味甘凉清脆，人人爱吃。在夏天劳动之后、旅途之中、口渴之时，吃一根黄瓜，会使您顿觉舒适，暑气全消。饮酒时，来上一盘凉拌黄瓜，不但爽口，也是下酒好菜。

黄瓜，原名胡瓜，原产于印度热带潮湿的森林地区，在我国安家落户已有两千多年的历史。据传说，秦始皇的时候，骊山已经利用温泉在冬季栽培黄瓜。

黄瓜在我国分布极广，全国各地均有栽培，是群众喜食的一种蔬菜。黄瓜大致可分为三类：春黄瓜、架黄瓜、秋黄瓜，有十几个品种。现在由于可用温室和塑料大棚栽培，一年四季都可吃到鲜黄瓜。

黄瓜的含水量为96%～98%，为蔬菜中含水量最高的。它含的纤维素非常娇嫩，在促进肠道中腐败食物的排泄和降低胆固醇方面均有一定作用。鲜黄瓜还含有丙醇二酸，可抑制糖类物质转变为脂肪，多吃黄瓜可减肥，这对胖人大有好处。有的资料还报道，黄瓜可作美容剂。将黄瓜洗净，去瓤、籽，捣烂挤汁，可用来清洁和保护皮肤，也可用捣碎的黄瓜来舒展脸上的皱纹。

黄瓜除食用外，也作药用，其叶、藤、根、果均入药。《本草求真》说黄瓜"气味甘寒，服此能利热利水"。黄瓜叶及藤性味微寒，具有清热、利水、除湿、滑肠、镇痛等作用。近年来，临床实践证明，黄瓜藤确有良好的降压效果，并有降低胆固醇的作用，无不良反应。

黄瓜含有多种维生素、糖类及钙、磷、铁等矿物质，生吃、凉拌、炒食、腌制均可。不过，黄瓜在生长、采摘、运输和出售过程中，受病菌污染的机会比较多。因此，生吃黄瓜应特别注意卫生，洗净后用开水烫一下更好；凉拌时加上大蒜和醋，不但好吃，还可杀菌，可防止肠道疾病。

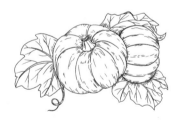

十一、当菜代粮的南瓜

南瓜原出南番，又名番瓜、倭瓜，是夏秋的瓜菜之一。南瓜味甘适口，既当菜，又代粮，农民称为"饭瓜"。它含有丰富的糖类和淀粉，吃起来又面又甜，人们爱将老南瓜熬粥和蒸食，将嫩南瓜炒菜吃。南瓜子含有丰富的脂肪和蛋白质，其肉质较厚，既可炒食作茶点，又可作药用，南瓜含的水分比冬瓜少，比冬瓜保存的时间长。

南瓜除供食用外，也可药用。祖国医学认为南瓜性温，有润肺、益气的功效。治哮喘，可用南瓜一个（约1～2斤重）、蜂蜜60克、冰糖30克，先在瓜顶上开口，挖去一部分瓤，将糖、蜜装入，盖好，放小盆内，蒸一小时取出，早晚两次吃完，连吃一周。治烧烫伤，可将南瓜捣烂取汁涂患处。

南瓜瓤可清热利湿、解毒拔弹，适用于烧伤、烫伤和异物入肉未出。将老南瓜瓤（去籽）、蓖麻子各30克，土元15克，桐油适量，共捣烂如泥，敷于伤口约10小时，有助于拔除肉内异物。如遇小面积烫伤，可将南瓜瓤内加少许梅片，捣烂敷患处。将南瓜瓤晒干研末，撒患处，可治下肢溃疡。

南瓜籽味甘性温，是古今公认的有效驱绦虫剂。南瓜子醇液在一小时内可杀死绦虫，榨出液能在45分钟内杀死绦虫。用南瓜籽驱虫，其特点是没有毒性，不产生任何副作用，因此很适用于老年人和儿童绦虫病患者和腹疼胀满等症。但以鲜者为好，陈者无效。据报道，南瓜籽还具有很好的杀灭血吸虫幼虫的作用。对已经成熟的成虫，也能使其变性和虫数减少，因此可治疗血吸虫病。急性血吸虫病人如发热不退、食欲不振，服南瓜籽粉后平均一周体温恢复正常，食欲增加。连服一月后，多数病人体内的血吸虫卵消失。

此外，南瓜蒂和南瓜藤也有医疗作用。治习惯性流产，可将南瓜蒂放瓦上烧成炭，研末，自怀孕两个月以后起，每月用开水送服一个。治呃逆，可用南瓜蒂四个，水煎服，连续数次可愈。治乳头破裂、阴囊湿疹，可将南瓜蒂晒干烧炭存性研末，香油调敷患处。治哮喘，可将南瓜藤剪断，放入瓶中，取流出之汁半杯，煮沸服。将南瓜藤100克，加水煎成浓汁，白糖适量，一日两次，可治肺结核潮热。

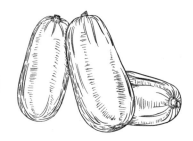

十二、冬瓜：减肥佳蔬

冬瓜，古时称水芝、地芝。因其经霜后皮上白如涂粉，瓜籽也是白色的，又称白瓜；因其形长圆，类似过去的枕头，故又名枕瓜。冬瓜原产我国，历史悠久，最早的记载见于东汉的《神农本草经》。现在全国各地均有栽培，是秋冬蔬菜之一，其肉、皮、籽、瓤均可药用。

自古以来，冬瓜被认为是减肥的妙品，《食疗本草》说："欲得体瘦轻健者，则可长食之；若要肥，则勿食也。"冬瓜性寒、味淡，清香爽口，确是清润之品。现代医学研究认为，冬瓜与其他瓜菜不同的是不含脂肪，含钠量低，不但肥胖者常食可以减肥，对肾脏病、浮肿病、糖尿病也大有益处，是这些患者的理想蔬菜。

冬瓜肉及瓤有利尿、清热、化痰、解渴等功效，能治水肿、胀满、痰喘、暑热、消渴、痈疽、痔疮等。因冬瓜性寒凉,《食疗本草》指出"热者食之佳";冬瓜的解热利尿作用比较理想,煮汤服最好;如要达到清热解暑、消肿利尿的作用,可以连皮煮汤服。糕点店卖的冬瓜糖,老年人每逢咳嗽,喜欢吃一点,可以止咳润喉;儿童出麻疹,中医也常让吃点冬瓜糖,可以清热解毒、润喉生津。痔疮发作时,用冬瓜煎汤熏洗患处,有消炎止疼效果。治糖尿病,是将冬瓜去皮,每顿饭后吃 60~90 克。食鱼中毒时,可将冬瓜挤汁饮服。

冬瓜皮是中医常用的利水剂,消水肿、利小便的效果较好,并治久病津液缺少、口干舌燥等症。冬瓜皮煎汤外洗,可治过敏性皮肤疾患,如瘙痒症、荨麻疹。如遇跌打损伤、扭腰挫气,一时就医不便,可取干冬瓜皮烤焦,研末,每服 6 克,用酒送服,可减轻病情。肾炎水肿,可用冬瓜皮 120 克,玉米须 30 克,水煎,一日三次分服。

冬瓜籽味甘性平,有清肺热、利胸膈、除烦满、止咳化痰、去热毒、除湿利水、解暑生津和排脓等功效,炒熟久食,可益脾健胃,补肝明目,令人悦泽好颜色,益气不饥,久服轻身耐老。《本草纲目》附方治女子白带,独用陈冬瓜子,炒为末,每次空腹米汤送服五钱(15 克)。治慢性气管炎,可用冬瓜子 15 克,加红糖适量,捣烂研细,开水冲服。治肺痈吐脓痰,可用冬瓜子 60 克,芦根 30 克,水煎,早晚分服。如遇咽喉肿痛,声音嘶哑,可取冬瓜子与胖大海同煎,当茶饮,效果很好。

冬瓜的叶、藤也可药用。叶,可治肿毒、蜂螫。藤,煎水,洗患处，可治脱肛；捣汁服，可解木耳中毒。

冬瓜既是蔬菜，又是良药。根据上述功用，患者不妨对症下药，既当菜吃，又当药用，岂不是两全其美嘛！

十三、常吃莲藕好处多

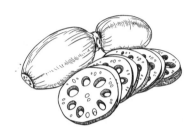

炎夏是莲花盛开的季节，而大量食藕却要等到寒冷的冬天。人们爱莲花那朴实独特的美姿，也喜食如雪似玉的鲜藕。

莲花在百花中算是最雅丽素洁的了。它那一枝枝出水亭立的风姿，加上散发出的阵阵幽香，的确沁人心脾。历代文人对它赞颂不已，如宋代诗人杨万里的"接天莲叶无穷碧，映日荷花别样红"和周敦颐《爱莲说》中"出淤泥而不染，濯清莲而不妖"成为传世名句，脍炙人口。

欣赏莲花可使人心旷神怡，但它真正有益于人的则是作药治病。莲花又叫荷花，它的各个部分都可入药。莲花的瓣有清暑祛湿、止血作用，临床用于暑热烦渴、跌损呕血，还可用来医治天疱疮、湿疹。莲须是莲花心中的须，又叫"莲蕊须"，入肾经、心经，有固肾涩精之功，治疗遗精、白带、吐血、子宫出血、尿频、遗尿等症。莲蒂亦称荷蒂，即莲叶与莲梗相接的部位，起清暑利尿、安胎止血作用，适用于暑热、腹泻、脱肛及妇女孕期胎动不安。莲的茎叫莲梗，即莲的叶柄，有通气、宽胸、通乳的功效,可治胸闷、乳汁不通、妇女子宫炎症和肠风便血等疾患。

莲花的丽质固然值得欣赏,但采莲的情趣和美味的莲子不也叫人神往吗?怪不得元代诗人陈基在《君住耶溪南》中有这样两句诗:"君爱莲有花,我爱莲有实。"

莲子,鲜可生食,也可作汤菜、甜食、糕点或蜜饯。其味清香,营养丰富,干莲子中碳水化合物、蛋白质、钙、磷、铁质及维生素、胡萝卜素的含量也相当丰富,是老少咸宜的食品。

莲子也是一味很有价值的中药,为滋补元气之珍品,以湖南的湘莲、浙江的衢莲、福建的建莲为上品。药用时去皮、心,故中医处方叫"莲肉",具有补脾、益肺、养心、益肾和固肠等作用,适用于心悸、失眠、体虚、遗精、白带过多、慢性腹泻等症。它的特点是既能补又能固,可以补中止泻,安中固精。如将其纳入猪肚内,煮熟、烤干,研末内服,能补虚损、健肠胃。

莲子中间青绿色的胚芽,叫莲子心,味很苦,含有莲心碱、荷叶碱、木犀贰、金丝桃贰等,有清热、固精、安神、强心、降压之效,可治高烧引起的烦躁不安、神志不清和梦遗滑精等症。临床用于治疗高血压、头昏脑涨、心悸、失眠,以莲心2克,开水冲泡,代茶饮,即可奏效。

除莲子之外,还有一种"石莲子",又称甜石莲,是莲子老于莲房后,堕入淤泥,经久坚黑如石质而得名。古方多用于治噤口疮，有清心除烦的功效。临床上常用于治疗口苦咽干、烦热、慢性淋病和痢疾等症，并有解忧郁、清心火的功用。

莲子居住的"房子"叫莲房，又叫莲蓬壳，是散瘀治带专药，能治产后胎衣不下、瘀血腹疼、崩漏带下、子宫出血等症。据报道，莲房还有抑制葡萄球菌生长的作用，外敷可治湿疹、脓疱疮等症。

常言说："好花还得绿叶扶"，如无团团如盖、一片碧绿的莲叶，荷花雅丽的风姿将失去"翠盖红幢耀日辉"的色彩。莲叶的用处也不少，既可药用，又可包装食物。中医说莲叶味苦性平，色青气香，不论鲜、干均可药用。鲜叶可解暑、清热，可煎汤代茶；干叶能生发元气，助脾开胃，故补脾药往往用之。荷叶还有降血脂、降胆固醇的作用，据某医院报道，用荷叶煎剂服20天治疗高血脂症47例，总有效率达91.3%。民间用荷叶30克研末，每天早晚服一次，每次3克，米汤送服，治梦遗泄精，据说疗效不错。

常言说"近朱者赤，近墨者黑"，而藕自生于世间，便委身水下，不见日月，在污泥中生活成长，一旦出于污泥，则白如玉、洁似雪，一尘不染。

藕的身价自古以来就高于其他蔬菜，最为人们所喜食，既可当水果吃，也是烹饪的佳肴。特别是藕粉，既有营养，又易消化，是妇幼老弱的良好补品。李时珍在《本草纲目》中称藕为"灵根"，是祛瘀生新之品，有解渴、醒酒、止血、散瘀的功效，适用于烦渴、酒醉、咳血、吐血等症。生藕性寒，甘凉入胃，可消瘀凉血，清烦热，止呕渴，能开胃，其性善消瘀血。妇女产后忌食生冷，唯独不忌藕，是因为它能消瘀。熟藕，其色由白变紫，由凉变温，失去消瘀涤热的性能，变为养胃滋阴，对脾胃有益。据说，宋孝宗有一次因吃湖蟹而患痢疾，经太医治无效。大臣推荐一位无名郎中，将新采嫩藕捣烂，调热酒，让孝宗服下，竟药到病除，可见藕之妙用，自古有之。

吃藕时，人们多除去藕节，其实藕节是著名的止血药，专门治疗各种出血，如吐血、咳血、鼻衄、尿血、便血及子宫出血等症。民间多用藕节六七个，捣碎加适量红糖煎服，用于止血，收效颇著。

莲和藕，自叶至茎，从花到实，全身各个部分无一不对人有所贡献，功勋是多么卓著啊！

十四、香菇：菇中皇后

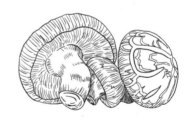

香菇，又名香蕈、冬菇，是食用蘑菇的一个优良品种，既有野生，亦有人工栽培，为"山珍"之一，被誉为"蘑菇皇后"。据说，明太祖朱元璋迁都南京时，文武百官纷纷进献珍品，丞相刘伯温却贡以香菇，朱元璋食后大喜。从此，江南盛行种植香菇。

近年来，营养丰富、色香味美的香菇又"身价十倍"！原来，科学家发现香菇有抗癌作用，并有抑制胆固醇、降压和防治感冒等效果。据报道，科学家在菌类中寻找抗癌药物方面做了很多研究，在香菇中找到了一种物质。经抗癌试验表明，它不同于一般的抗癌药物，不是直接抑制或杀伤癌细胞，无不良反应。患胃癌及宫颈癌等时，可将香菇煮汤服以辅助治疗。各种癌症手术后，持续服香菇可防止癌细胞转移。

科学工作者在研究中还发现香菇可帮助人体战胜感冒病毒。经营香菇的商业工作者，由于经常吸入香菇的粉末，很少有人患感冒。因为香菇中含有一种干扰素的诱导剂，能诱导体内干扰素的产生。干扰素能干扰病毒的蛋白质合成，使病毒不能繁殖，从而使人体产生免疫作用。现在，药厂已从香菇中提取这种干扰素的诱导剂作为医用。

香菇还有抑制血中胆固醇和降低血压的作用。研究证实，香菇中含有一种核酸类物质，可抑制血清和肝脏中胆固醇的上升，并可防止动脉硬化和血管变脆及降低血压，因而香菇对防治心血管疾病有积极作用。

祖国医学认为，香菇性味甘平，有健胃益气、治风破血、化痰、涩小便等功效，适用于各种癌症、心血管疾病、麻疹、小便失禁和糖尿病等症。据报道，传染性肝炎和白细胞减少症，用香菇适量，每日煮汤食，有明显效果。用香菇9克，鲫鱼一条，共炖，连汤食下，可治小儿麻疹透发不快。

香菇除了药用，还是一种营养好、高蛋白、低脂肪的健康食品。干品中含蛋白质、脂肪、糖分、维生素、钙、磷、铁。

儿童常食香菇，可以防止因缺乏维生素 D 所引起的血磷和血钙代谢障碍所患的佝偻病。

更为可贵的是，香菇中还含有 30 多种酶和 18 种氨基酸。人体所必需的八种氨基酸，香菇中就含有七种。因此，香菇又成为纠正人体酶缺乏症和补充氨基酸的首选食品。

十五、香菜的妙用

香菜，又名芫荽、胡荽、香荽，原产于地中海沿岸国家，后移植于欧亚各国。我国的芫荽相传是汉代张骞出使西域带回来的种子，胡荽因此而得名。它的嫩苗作调味蔬菜食用，药用其全草和籽，中医处方称"芫荽子"或"胡荽子"。

通常我们吃香菜时，多是切碎后撒在菜或汤里，取其特殊的香气作为调味。做凉菜时，常用它作拼盘配色的点缀。有的地方还炒、煮或腌渍。由于香菜多作生食，应彻底洗净，最好用开水烫一下，以杀灭它上面的虫卵和细菌。

香菜的香气，是因它内含挥发油和苹果酸钾等；芫荽子内含挥发油、苹果酸、钾盐、有机酸钙盐、脂肪、蛋白质、维生素等。我国从宋代起将芫荽入药，其味辛性温，入肺、胃经，能透发麻疹及风疹，有促进血液循环、芳香健胃、祛风解毒的功效，适用于小儿麻疹、风疹透发不快以及肉类食物中毒等症。将芫荽子制成乳剂溶液，用于化脓性疾病的疮面上，有使伤口清洁愈合、促使肉芽形成的作用。干芫荽煎汤饮服，可治产后乳汁不足。脱肛时，用芫荽子烧烟熏患处可助回缩。用葡萄酒浸芫荽服，可治虚寒胃疼和胃弱。

芫荽也有不足之处，患口臭、狐臭、龋齿及生疮的人，不可吃芫荽，吃了会加重病情。另外，凡服一切补药，或者补药中有白术、牡丹者，均不宜用芫荽。

十六、品味辣椒

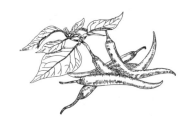

辣椒身穿美丽的外衣，红似火，绿如玉，引得爱吃辣椒的人唾涎欲滴；有些怕辣的人，初则不敢问津，几经品尝也就爱上这种辣味了。

辣椒内含辣椒素，辛辣味儿就是由它产生的，有很强的刺激性，吃到嘴里有辣烫感，到了胃里有烧灼感，甚至解大便也会觉得肛门热火火的。辣椒素还有刺激鼻腔黏膜和眼结膜的作用，所以闻到辣味会打喷嚏、流眼泪。很强的辣味在烹调或制粉时，会把人呛得透不过气。因此，患有各种炎症性疾病，如胃溃疡、胃肠炎、食道炎、皮肤生疮、肺结核、牙疼、喉疼、火眼、痔疮及高血压等病的人，医生总是嘱咐病人不要吃刺激性食物，主要指辣椒。

辣椒之所以有火红的颜色，是含辣椒红素的缘故。它不但可使辣椒变成红色，还可使动物羽毛变成红色。说来有趣，某动物园里人工饲养了二十多只火烈鸟。这些漂亮的鸟住进动物园后，原有的那种鲜艳夺目的色彩变得暗淡无光。为了使火烈鸟恢复艳丽颜色，饲养员终于找到一种办法：将鲜红辣椒切碎喂鸟。这二十多只鸟一年内吃了一百公斤红辣椒后，丰满羽毛重新变成逗人喜爱的玫瑰色泽了。

辣椒除了含辣椒素、辣红素之外，还含有蛋白质、脂肪、胡萝卜素、维生素及钙、磷、铁等物质，特别是维生素C的含量在蔬菜中名列前茅，一个人一天只要吃二两鲜椒，就可满足身体对维生素C的需要。辣椒除炒食、生食以外，还可腌、酱，制辣椒粉、辣椒油、辣椒酱及罐头等。

辣椒还是一种温中散寒的药物，有很好的医疗作用。按中医的说法，它性味辛热，有祛风、行血、散寒、解郁、导滞和开胃的功效。这些作用主要来自辣椒素，它能刺激心脏跳动，加快血液循环，使人感到脸红、发热及出汗，全身觉得温暖。因此，在潮湿和寒冷的情况下，吃点辣椒确有祛湿、散寒的作用，这对防治风湿疼、关节炎和冻伤很有好处。如果伤风感冒，可烧碗辣汤喝下，一出汗病也就好了。

众所周知，辣椒也是一种健胃剂，适量食用能增强唾液、胃液的分泌，促进胃肠蠕动，有助于消化。食欲欠佳、消化不好的人，不妨照鲁迅所说："吃些辣椒爽口"，可以帮您下饭。辣椒除内服外，亦可外用。冬天，用辣椒熬水洗擦手足，可防治冻疮；将辣椒粉与凡士林（或猪油）混合成膏，外搽患处，可治关节疼、风湿疼、腰肌疼及早期腮腺炎、多发性疖肿等，有消炎镇疼的效果。此外，将干辣椒熬水，喷洒有臭虫的床和家具可消灭臭虫；倒入死水坑或厕所，可杀死孑孓和蛆；用辣椒杆点燃烟熏，可驱蚊灭蚊。

十七、了不起的木耳

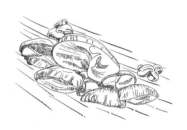

在我国富有民族特色的菜肴中，有一种荤素皆宜的名菜叫"木耳"，荤菜素菜中只要加上一些木耳，犹如"锦上添花"，可增加菜的色、香、味。

黑木耳又名黑菜、桑耳，还有木檽、木菌、树鸡、木蛾、木茸等别名，属于野生食用菌，生于桑、槐、柳、榆、楮等朽树上，古时称为"五木耳"。其色茶褐或黑褐色，质柔软，外形似人耳，以片大肉厚、色正味鲜者为佳，我国山区林木地带均产，供做菜食用与药用。

白木耳又名银耳，亦是附木而生，多生于栗树，亦可人工栽培，因其色白如银，状似人耳，故名。又因其皑白如雪，又名雪耳。白木耳因含对人体有益的植物胶质，是天然滋补剂，自古以来被人们看作是延年益寿的珍品，多以冰糖炖银耳食用，亦做成罐头食品，畅销国内外。

黑木耳味甘气平，有滋养、益胃、活血、润燥的功效，适用于痔疮出血、便血、痢疾、贫血、高血压、便秘等症。按《本草纲目》记载："木耳各木皆生,其良、毒亦必随木性,不可不审。"各木所生木耳各有特性;桑耳为桑树寄生,可治妇女月经过多、淋漓不止、产后血凝、久泻、鼻衄、脱肛与便血等症;槐耳为槐树上寄生,治痔疮、脱肛、肠痔下血、月经不调等症;柳耳补胃理气,治反胃、痰多;其他还有榆耳、柘耳和杨栌耳等。古代医药学家认为木耳生于朽木之上,乃湿热余气所生,有衰精冷肾的弊病。

白木耳性味甘平,有清热、润肺、生津、养胃、滋阴、益气、活血、补脑和强心等功效,入肺、胃、肾三经,故能清肺之热、养胃之阴、滋肾之燥。其特点是:滋阴润肺而不腻滞,健胃补脑而无刺激,对肺热咳嗽、肺燥干咳、痰中带血、胃肠有热、便秘下血、口干津少、头晕耳鸣、慢性咽炎、月经不调和冠心病、高血压等均有良好效果。神经衰弱、失眠、心悸和身体虚弱、病后体弱等,用银耳滋补最好。

如果患神经衰弱或病后体虚,可用银耳 5 克,以适量的水浸泡一夜再加入大枣十个,上笼蒸一小时,加白糖食之。治肺结核之潮热、咳嗽、咳血,可用银耳 6 克,浸泡一夜,再加冰糖适量,上笼蒸一小时,早晨空腹服之。如果用于月经过多,可用黑木耳焙燥研末,以红糖水送服,每服 3 克,一日三次。治痔疮出血和大便下血时,可用黑木耳 6 克、柿饼 30 克,同煮烂食之。对于血管硬化、冠心病、高血压患者,最好在菜中添加黑木耳,长期食用有辅助治疗作用。

十八、海洋食蔬话海带

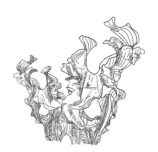

海带又名昆布,被人称为"海里的庄稼",是一种经济价值很高的海产品,可以在海边大面积地人工养殖。

海带质柔味美,含有多种有机物和碘、钙、磷、铁等十多种矿物元素,还含有维生素 A、B_1、B_2、D 和烟酸等,它所含的蛋白质中包括十八种氨基酸。由于海带所含成分的综合性,在含动物脂肪的膳食中掺点海带,会使脂肪在人体内的蓄积趋向于皮下和肌肉组织,而不会在心脏、血管和肠壁上积存;同时可使血中胆固醇的含量降低,因而对血管硬化、冠心病、高血压和肥胖症有一定的预防和辅助治疗作用。

海带含有丰富的碘化物,食后能促进炎症渗出物的吸收,对一些慢性炎症有好处。特别是海带中的碘质,是人体甲状腺素的主要成分,因此常吃海带可防治甲状腺肿大(俗称粗脖子病);同时亦可暂时抑制甲状腺机能亢进的新陈代谢率,使病状得到缓解。海带生长在水中,其性清凉,有消炎退热、降低血压的作用。所以,人们多以海带煨汤作为清凉滋润剂。

中医历来认为海带性寒滑,常用作变质药,多用于瘿瘤(甲状腺肿大)、瘰疬(淋巴结核),有散结的作用。古代医学家认为"瘿坚如石者,非此(海带)不除"。此外,海带也可用来治疗睾丸肿疼、慢性气管炎、水肿和脚气病等。《外台秘要》一书载有"昆布丸",主药为海带,可用于治疗胸膈塞满、咽喉项颈渐粗等症。治甲状腺肿的方法是海带当菜食,常吃有效。治淋巴结肿,海带一斤,切碎,泡入1000毫升白酒中,浸一月后去渣,每日一酒盅,早晚分服。治睾丸肿疼,海带、海藻各15克,小茴香6克,水煎服。

此外,海带还被列入抗癌食物,因为它具有抑制癌症发生的作用,其原因可能是海带中的纤维素促进了肠管中致癌毒物的排泄。

第三节　提高免疫力的粮油

新冠疫情爆发以来,诸多医学人士都在强调免疫力的重要性,也给出了各种能提高免疫力的方案,例如要多吃五谷杂粮等。五谷杂粮之所以能帮人们提高免疫力,那是因为它们蕴含丰富的营养物质,能为身体细胞提供足够的营养成分。

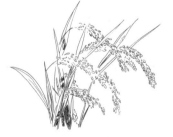

一、稻谷一身都是宝

稻谷又名水稻,盛产于我国南方各省,现在北方各省也扩大种植。稻谷脱皮后为食用大米,是我国主要粮食作物之一。

稻米为五谷之一，含有淀粉、蛋白质、脂肪、维生素、纤维素和钙、磷、铁等矿物质。米粒中各种营养成分的分布是不平均的，除了淀粉外，其他养分大多藏在米粒的胚芽和外膜里面。米粒碾得越精白、越碎，胚芽和外膜碾到米糠里去的就越多，营养成分的损失就越大。如果经常以精白米为主食，常会引起维生素B缺乏症——脚气病，严重的有两腿发麻、发软和肿胀等现象，甚至不能走路。

稻米用于饮食疗法历史悠久。远在周、秦时代，祖国的医学家们就提出"五谷为养、五果为助、五畜为益、五菜为充"的膳食制配原则，重视膳食在防治疾病中的作用。中医认为，粳米味甘性平，能补脾、养胃、强壮、滋养。粳米粥具有补脾、和胃、清肺的功用，是病中常采用的食品。历代医家常常将药物配制在米中煮粥来治疗疾病，对病后的调理有良好效果。

在中药方剂中，中医常用"谷芽"（发芽的稻谷）。谷芽甘平无毒，主要用途为健脾、开胃、下气、消食，临诊常用于治疗衰弱患者的食欲减退、消化不良等症。谷芽的消食和胃之功较大麦芽、山楂等为缓和，故能促进消化而不伤胃气。因谷芽中含有丰富的维生素B，还可用于治疗脚气病。

近年来还发现糯稻根有止汗功效，可用以治体虚多汗、盗汗和肺结核、慢性肝炎之虚热等症，每天一至二两，水煎服。据报道，用糯稻根配合石见穿等水煎，加白糖饮服，可治传染性肝炎。糯稻草，水煎服，亦有预防和治疗传染性肝炎的作用。

云南有一种"紫米"稻，还可用于接骨，因而又称"接骨糯"。群众将这种稻米加入跌打损伤中草药中，敷在伤处，有良好的接骨效果。

除稻米外，淘米水（又称米泔）以及糯稻花、糯稻糠等都有药用价值。特别是过去被当作废物的稻米糠，其经济价值也很高，从中提取的米糠油是一种营养价值超过豆油、棉籽油的食用油。可以说，稻谷一身都是宝。

二、小麦：北方人的主食

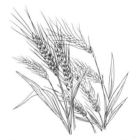

小麦是北方人的主要粮食之一，内含淀粉、蛋白质、糖、脂肪、维生素和淀粉酶、蛋白分解酶、麦芽糖酶、卵磷脂和矿物质等。小麦的蛋白质含量比大米高，所以，大米与面粉搭配来吃最好。

小麦和浮小麦、麦奴及其加工的面粉、淀粉、麦麸、麦糠等都可药用，在日常生活中可治疗小伤小病，非常方便。

作为药用的小麦主要是产于北方的小麦，中医认为淮小麦为最好，其性平和，有养心安神的功效，内服可治烦躁不安、心悸失眠等症。中医方剂有"甘麦大枣汤"，用于治疗神志不宁、烦躁不安。外用将小麦炒黑，研细末，芝麻油调和，可治烫火伤灼等症。

浮小麦是中医应用较多的一味中药，是未成熟的嫩麦，入水中淘麦时漂浮于水面，又称为"麦鱼"。浮小麦味甘性寒，镇静，止盗汗、虚汗，生津液，养心气，常用于治疗虚热多汗、盗汗、口干舌燥、心烦失眠等症。

麦奴是麦穗快熟时长了黑霉，又称为"捂麦"，有清热去烦、解丹石毒等功效，中药方剂有"麦奴丸""黑奴丸"。

面粉补虚损，厚肠胃，强气力，止水痢，治疗疾病甚多。如乳痈不消，可用白面适量炒黄，醋煮为糊，涂患处可消；咽喉肿疼，可用白面调醋，涂喉外肿疼处；脚上走路打泡，可用冷水调面成糊，涂患处；腹泻、胃酸过多，可将馒头烤焦食之，有很好的效果。

淀粉消炎、止疼、收敛、祛湿，用芝麻油调和涂患处，可治烫伤、湿疹和皮肤生疮。

《药物图考》说，麦皮中含有一种生活素，能除热、去烦、润脏腑、安神经。现代医学证实，小麦麸中富含维生素 B_1 和蛋白质，有治疗脚气病、末梢神经炎的功效。治虚汗、盗汗时，如无浮小麦，亦可用麦麸代替，功效略同，但次于浮小麦，用时可加大剂量以弥补。

麦糠多作饲料喂牲畜，但有研究报告说，食用麦糠可以使痔疮缩细或消失，并可减少患直肠癌的机会。这是因为麦糠为人体提供可起良好的作用的纤维素。食用方法是，把纯净的麦糠研末，每天三次，每次食一茶匙。

此外，小麦的面筋、麦苗也有一定的医疗作用。

三、名副其实的"珍珠米"

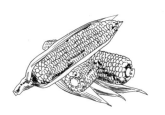

所谓"珍珠米"就是玉米,因其颗粒如珠、色泽如玉故名。玉米又称苞米、玉蜀黍、苞粟、苞谷、棒子、金黍、玉荍等,大约在公元16世纪初传入我国,当时外国人把玉米棒子作为觐见皇帝的礼物,因此有"御麦"之称。

玉米对人类做出的第一个贡献,就是供给人体丰富的营养,它的籽粒中含有较多的蛋白质和脂肪、糖类、维生素和矿物质。但是,玉米缺少某些重要的氨基酸,如色氨酸、赖氨酸等,而豆类、大米、白面中含量较高。所以玉米同豆类、米、面等食物混合吃,能大大提高营养价值。此外,黄玉米可以补充人体维生素A的不足,对人的视力有好处;而且玉米的维生素E含量较高,有益于促进内分泌的正常活动。特别是玉米中还含有不少谷氨酸,有健脑作用。可见,玉米对人体的贡献是大的。

玉米的种子、花穗(玉米须)、叶、根均可作药用。特别是玉米须有很好的利尿、降压、止血、止泻和健胃等功效,对治疗肾炎、浮肿、胆囊炎、胆结石、黄胆性肝炎、糖尿病、高血压、血尿、消化不良性腹泻等有良好效果。临床上用玉米须治疗肾炎引起的浮肿和高血压,疗效明显而且稳定。玉米须是一种有效的利胆剂,可减少胆红质的含量,缓冲胆汁中的沉渣,降低其浓度,还可以使尿蛋白减低或消失。实践证明,使用玉米须治疗疾病没有任何副作用,疗效也好。

值得特别提出的是,近些年来食用植物油中又添了一个新品种——玉米油。玉米油色泽淡黄透明,有芳香气味,因其燃点较低,作为快速烹炊用油可以保持蔬菜和食品的色泽和香味。更重要的是玉米油是一种良好的药物,其中亚油酸的含量高达60%,还含有卵磷脂、维生素A和E等,易为人体所吸收。长期食用玉米油可降低血中胆固醇并柔化动脉血管,是动脉硬化症、冠心病、高血压、脂肪肝、肥胖症和老年人理想的食用油。

除了富含营养外,玉米还含有丰富的镁,可抑制癌的发展,还能帮助血管舒张,加强肠壁蠕动,增加胆汁,促使机体排除废物。玉米受潮后易发霉,可感染黄曲霉菌,产生黄曲霉毒素,后者是很强的致癌物质。因此,应注意玉米的保管,勿使其受潮发霉。

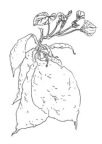

四、红薯是个宝

每到秋收以后,个大喜人的红薯到处堆积如山,给人们带来丰收的喜悦!人们吃上鲜薯后,不论大人小孩,本来健康的身体更加健壮了!

红薯的营养很丰富,既容易被人体消化,又可供给大量热能。据科学分析,红薯中糖、蛋白质、粗纤维、脂肪、维生素的含量都比其他粮食为高,此外还含有钙、磷、铁等矿物质,这些成分能帮助人体保持酸碱平衡,有益于健康。

红薯叶的营养价值也很高,是一种很好的绿叶蔬菜,鲜时可炒食、凉拌、泡酸菜,并可晒成干菜,备冬春食用。

在祖国医学中,红薯也用于饮食疗法。据《金薯传习录》所载,它有六种药用价值:一可治痢疾和下血症,二可治酒积热泻,三可治湿热和黄疸病,四可治遗精和白浊淋毒,五可治血虚和月经失调,六可治小儿疳积。这些作用有几种是其他薯类所没有的。在实际应用中,民间单验方常用于治疗湿疹、毒虫螫伤、夜盲症、疱疹等症。红薯有通便效果,因它含有丰富的食物纤维,可促进排泄,能预防和治疗便秘,对人体健康有益。还有资料报道,多吃鲜薯可以减低血浆胆固醇的含量,对防治血管硬化等有利。

红薯也有缺点,吃后可引起烧心、吐酸水、肚胀和放屁等现象。这是因为红薯里含有气化酶和粗纤维,在人的胃、肠道里产生大量二氧化碳气体,使人感到肚胀,甚至打嗝、放屁。而且,红薯里含糖量高,吃多了胃里可产生大量胃酸,使人感到烧心。由于胃受到大量酸液的刺激,要加强收缩,会倒流进食管,于是人就吐酸水了。同时,糖分多了,身体一时吸收不完,剩余的糖分在肠道里发酵,也会使肚子不舒服。

预防和减少吃红薯烧心、肚胀的方法:一是将红薯蒸熟煮透，这样不但红薯好吃，而且可将大部分气化酶破坏，减少二氧化碳气体的产生。二是一次不可吃得过饱，可以和米、面搭配着吃。三是适当加工，用少量明矾及食盐溶化于清水中，将切开的红薯放水中浸泡十分钟，捞出来，再用清水冲一下，然后蒸煮。

由于红薯在胃中产酸，故溃疡和胃酸过多患者不宜食用。

五、黄豆：绿色的乳牛

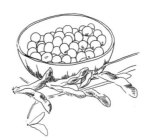

黄豆被人们誉为"绿色的乳牛"或"植物肉"，从营养价值来说，它是当之无愧的。据营养学家分析：一斤黄豆相当于二斤多瘦猪肉或三斤鸡蛋或12斤牛奶的蛋白质含量，脂肪的含量也是很高的，出油率达20％左右。黄豆中还含有多种维生素和钙、磷、铁等矿物质，其中铁质不但量多，而且易被人体吸收利用。所以，大豆对缺铁性贫血患者非常有益。黄豆中磷的含量也很可观，对大脑神经非常有益，神经衰弱和体虚的人常食有益。

用黄豆作原料可加工制成百种以上的食品，如常吃的豆腐、豆腐干、豆腐条、豆芽、豆浆等。特别是豆腐、豆芽有悠久的历史，是我国人民喜爱的传统食品。

现在，黄豆不但是"代乳粉"的主要成分，有些食品厂还将其研制成豆奶、豆炼乳等十几种新食品。它们内含蛋白质、脂肪、维生素、矿物质以及多种人体不能合成而又必需的氨基酸,有利于人体营养的补充和新陈代谢的平衡,是高血压、动脉硬化、心脏病等病人的有益食品。

黄豆及其制品也可作为药用。祖国医学认为黄豆有"宽中下气、利大肠、消肿毒、捣烂涂疮"的功效。用黄豆制成的豆腐、豆浆、豆腐皮、豆腐渣等有宽中益气、和脾胃、消胀满等作用。《神农本草经》记述:"大豆黄卷,味甘平,主湿痹、筋挛、膝疼。"大豆黄卷就是豆芽,看来豆芽最早是做药用的。民间用黄豆及其制品治病的单验方甚多。例如,用黄豆、猪肝各100克,先煮黄豆到八成熟,再放入猪肝共煮熟,每天三次分食,连服三周,可治贫血萎黄。将鲜豆腐渣放锅中炒焦,研末,以红糖水送服,每次服10克,早晚各服一次,可治大便下血。鲜豆腐二份、白糖一份,共捣烂混匀,敷患处,可治烧烫伤。

日常生活中有些人食用黄豆的方法不当,如炒豆、爆豆吃,往往使人感到肚子发胀,这是因为黄豆中含有一种胰蛋白酶抑制素,妨碍人体内胰蛋白酶的消化作用。经过加工的豆制品,破坏了这类物质,所以容易消化了。

六、绿豆:济世之良谷

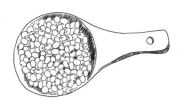

明代药物学家李时珍称绿豆为"真济世之良谷也",这个评

价是恰如其分的。按《本草纲目》介绍，绿豆煮食可消肿下气、消热解毒、清暑止渴、调和五脏、安精神、补元气、润皮肤，宜常食；绿豆粉解诸热，解药毒，治疮肿，疗烫伤；绿豆皮即绿豆的青色外衣，处方称绿豆衣，解热毒，退目翳，特别适用于眼病；绿豆荚（壳）治久痢，可蒸熟，随意食之；绿豆花，解酒毒；绿豆芽，解酒食诸毒；绿豆叶，绞汁和醋少许，温服，可治呕吐下泻。

综合历代医家的记载和中医临床经验以及民间实际应用习惯，绿豆有以下几方面功用：

1. 清热解暑、止渴利尿。夏天，工作和劳动之余喝一碗绿豆汤，自有神清气爽、烦渴尽去、暑热全消、心旷神怡之感。广大农村"三夏"大忙期间上了火，群众习惯烧绿豆汤代茶喝。熬夜有了火气，或者害了火眼、喉干肿疼、大便燥结，绿豆汤又成为治疗这些症候的良药。绿豆汤可以冷饮，也可以热食，可以甜服，也可以淡喝，能适应不同人的口味。

热天吃绿豆非常有益，因为人们出汗多，新陈代谢旺盛，消耗大，而绿豆除了有清热、解暑、利尿等作用外，还含有大量蛋白质、B族维生素及钙、磷、铁等矿物质，正好是人体的有益补充。

2. 消肿止痒、收敛生肌。皮肤生疮多在热天，诸如痱子、皮炎、湿疹、疖肿等，烫伤也是热天较多。对于痱子，可将绿豆、荷叶、白糖同烧成汤饮用，并用煮熟的绿豆涂擦患部，有明显的止痒消肿效果。湿疹、皮炎瘙痒、流水，可将绿豆粉加冰片少许扑患处，能收湿祛痒。生了疖肿红肿疼痛，可用绿豆粉、赤小豆粉等量，用醋调成糊状敷患处。脸上有褐斑，常吃绿豆、百合，有助于色素的消退。腮腺炎初起，可用绿豆二两水煮，将熟时加入白菜心二个，再煮 15 分钟，取汁服，每日二次，可望消散。热天短衣短裤，赤背露足，最容易被开水、稀饭、火等烧伤、烫伤，此时可取绿豆粉二两，加入白酒调成糊状，半小时左右再加入冰片 9 克，调匀，涂于患处，一日二次，效果良好。

3. 解一切毒物中毒。绿豆在解毒方面有不少独到之处，古代医学文献中一再记述绿豆能解酒毒、野菌毒、砒霜毒、丹石毒、药物毒和食物中毒等。对于有机磷农药中毒，可用绿豆一斤、食盐二两，捣碎加冷开水 2000 毫升，浸泡十分钟后，过滤饮用，一般饮后 24 小时病状可消失。治砒霜中毒，可用绿豆三两捣碎，用鸡蛋清 5 个调和服下。误食毒鼠药磷化锌，可用绿豆、甘草各一两，水煎，温服。治铅中毒，每日取绿豆四两，甘草 15 克，煎汤，分两次配合维生素 C300 毫克内服，每日一剂，连服两周可愈。煤气中毒恶心呕吐时，可取绿豆粉 30 克，沸水冲服。酒醉呕吐，可饮绿豆汤或用绿豆叶捣烂内服。

4. 明目、退翳。视物不清和眼有云翳（翼状胬肉）都可用绿豆皮为主药进行治疗。对视物不清，可用绿豆皮半两，水煎服；用于退翳，可用绿豆二两，蛇蜕一条，白糖 30 克，蛇蜕用甘草水洗净，再用芝麻油炒黄，加炒绿豆及白糖，水煎服，每日一剂，连服数剂可生效。《日华子诸家本草》还说，将绿豆作枕头也有明目作用，并可治头疼。

绿豆的这些功效，确实不愧为是"济世之良谷"。当然，物无全佳，绿豆虽性平和，但还属于寒性药，脾胃虚寒的人不宜多食。

七、佳食良药赤小豆

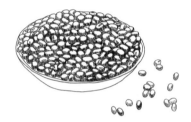

赤小豆其貌不扬，地位和贡献均不如大豆，但用它治病却有奇效。李时珍在《本草纲目》记载的一些用赤小豆治病的例子，就是很好的证明。

其一，宋仁宗在东宫时，患了痄腮，命道士赞宁治疗。道士取赤小豆七十粒，捣烂为末，敷患处而愈。

其二，中贵人任承亮患恶疮很严重，尚书傅永给他用药敷治而愈。任问傅用的什么药？答曰：赤小豆。

其三，有一和尚患发背（痈），溃烂如瓜。邻家一佣人，介绍用赤小豆治之而愈。……

赤小豆用于治一切痈疽肿毒，历代医药学家均有记载，它的别名有赤豆、饭赤豆、红豆等，以赤褐色、粒硬小的为好；稍大而鲜红、淡红色者，并不治病。

历代医药学家的临床经验说明，赤小豆有解毒排脓、利水消肿、清热去湿、健脾止泻的功用，现代医学认为，赤小豆可用于治疗心脏性和肾脏性水肿、肝硬化腹水、脚气病浮肿和外用于疮毒之症，都有一定效果。如用于治痄腮，可将赤小豆捣碎研末，用鸡蛋清或醋调敷患处。将赤小豆研末，用醋或蜂蜜调成膏状外敷，可治一切肿毒。

赤小豆的叶、花、芽，也可供药用。

用药时应注意的是，赤小豆与相思子外形相似，均有"红豆"之别名，应注意鉴别，切勿误用。

八、美食养生说芝麻

芝麻有黑芝麻、白芝麻两种，食用以白芝麻为好，药用以黑芝麻为良。芝麻内含丰富的脂肪油，油中主要成分为油酸、亚油酸及甘油酯，其他还含有芝麻素、酚、卵磷脂、蛋白质、蔗糖、戊聚糖、钙、磷、铁等。芝麻榨出之油俗称"香油""小磨油"，有浓郁的芳香，是调味佳品，加工的"芝麻酱"是凉拌菜、凉面、糕点、油卷的良好调料。

祖国医学认为黑芝麻味甘性平，为滋养强壮剂，有补血、润肠、生津、通乳、养发等功效，适用于身体虚弱、头发早白、贫血萎黄、津液不足、大便燥结、头晕耳鸣等症。因芝麻润肠通便之力甚强，对肠液枯竭引起的便秘，单独应用即可奏效，如用于治疗病后虚弱、眩晕乏力，可配桑椹、女贞子。

宋代著名的诗人苏东坡曾向人介绍说，凡患了痔疾应戒酒及厚味饮食，最好吃淡面，同时将九蒸之胡麻、去皮的茯苓和少许白蜜为秒食之。"日久气力不衰，而百病自去，痔渐退。此乃长生要诀，但易知而难行尔。"苏轼在这里所说的"九蒸胡麻"，是将芝麻蒸晒九次，再食。《南史》也记载了一则用芝麻油治病的故事。该文说：宋明帝的宫人得了腰疼病，痛得牵心，病发时能痛死过去，一太医诊后，令其喝香油以治疗。病人喝后吐出来的东西像头发，有三尺长，头已成蛇形，把它悬起来滴尽后，竟是头发。芝麻油还可治蚰蜒入耳，《本草图经》介绍一方说：用麻油作煎饼，枕饼而卧，一会蚰蜒闻油饼气即自出。此说似可信，因为至今还沿用香油滴耳治小虫入耳。

据报道，黑芝麻对于慢性神经炎、末梢神经麻痹均有疗效。由于芝麻及油有降低胆固醇的作用，故血管硬化、高血压患者食之有益。还有科研资料介绍，芝麻油是一种促凝血药，可用于治疗血小板减少性紫癜和出血，成人每次内服8～10毫升，儿童每次4毫升，饭前服，一日三次，10～20天为一疗程，有一定效果。

芝麻的茎、叶、荚壳、花也可作药用。芝麻叶，中医称为青蘘，如中暑头晕、口渴时，可采鲜芝麻叶一大把，开水冲泡，代茶饮，有清暑作用。关节炎疼痛，可用鲜芝麻叶100克，洗净切碎，水煎服。芝麻根有消炎、止痒作用，如遇荨麻疹、瘙痒症，可取芝麻根数根，煎汤洗患处。芝麻秆又称麻秸，可治老年人大便秘结：取黑芝麻秆半斤，水煎后去渣，加入蜂蜜适量服下，连服3～5日有效。

此外，由于芝麻含油多，润肠通便之力强，故平时大便稀而次数多的人，不宜食用；芝麻炒熟后性热，胃热者少用。

九、常吃花生益处多

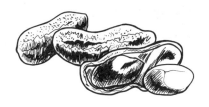

"麻屋子，红帐子，里面躺个白胖子"。这个谜语是对花生的真实形象写照。

花生含油量高达50%，是大豆的两倍多，比油菜籽还高。花生含的蛋白质虽然比大豆低一些，但是也相当于小麦的两倍、玉米的2.5倍、大米的3倍。花生中的蛋白质和大豆一样，是一种很好的蛋白质，极易被人体消化吸收，吸收率90%左右。因此，花生被称作"植物肉"也是当之无愧的。

花生的营养价值不但比粮食类为高，而且一些动物性食品如鸡蛋、牛奶、肉类等在花生面前也不得不甘拜下风。就其主要营养成分来看，花生米的产热量高于肉类，其他如蛋白质、核黄素、钙、磷等也都比奶、肉、蛋高。花生中还含有各种维生素、卵磷脂、蛋白氨基酸、胆碱和油酸、落花生酸、硬脂酸、棕榈酸等。可见，花生的营养成分非常丰富而全面，生食、炒或煮食均可。

花生也是一味中药，有悦脾和胃、润肺化痰、滋养调气、清咽止疟等功效，适用于营养不良、脾胃失调、咳嗽痰喘、乳汁缺乏等症。花生的种子、种衣、种壳和花生油等，都可作为药用，均为现代医学所证实。特别是花生米外面的棕红色薄衣，是有效的止血药。我国一些医学科研单位，从花生米的红衣中提取出"血宁1号"，用于治疗各种出血性疾病，有特别好的效果。

治血小板减少的方法是花生米（连衣）炒食，每日三次，每次60克，一周为一疗程。治疗高血压的方法是花生米浸醋中，七日后食用，每天早晚各吃十粒。

花生是人们喜食的一种干果，花生油不但供食用，并可作为橄榄油的代用品，更为重要的是花生油有降低血清胆固醇的作用，动脉硬化、冠心病患者宜长期食用。

还有一点必须注意，就是不要吃发霉的花生，霉变花生多是受了有毒霉菌的污染，能引起肝脏癌变。

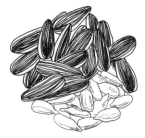

十、葵花籽的妙用

向日葵又名向阳花、转日莲，因它的花盘总是向着太阳的方向转动而得名。它的故乡在美洲的墨西哥和秘鲁，18世纪后，我国始有栽培。现在，向日葵因可食、可榨油、可药用，被人们所熟悉，但过去的向日葵却不是今天的这种模样，当时无论怎样栽种，它都是分枝的、多头的，花盘也小。后来经过精心培植，品种越来越优良，花盘数量逐渐减少，并且也大了，终于走出庭园供观赏的行列，变成今天的农作物之一。

向日葵除了供人观赏外，葵花籽还可以供人嗑食，生吃、炒食均可，特别是炒熟的葵花籽香脆可口，含有丰富的植物油脂、蛋白质、糖，还含有维生素、钙、磷、铁等，能供给人体以营养和热量，冬季食用有利于抗寒。值得一提的是葵花籽含的蛋白质从数量到质量都可与各种肉类媲美，如果从蛋白质、脂肪和糖三大营养素来说，葵花籽可算得上较好的滋补品。

从吃葵花籽到主要用于榨油，向日葵的身价进一步提高。葵花籽油颜色金黄，清明透亮，带有芳香，别有风味，是一种营养丰富的食用油。它的溶点低，易为人体所吸收。许多欧洲国家所以把它作为主要食用油，一方面是它的色、香、味俱佳，更重要的是葵花籽的脂肪是不饱和脂肪酸，其中亚油酸占55%，有助于人体发育和生理调节，可降低胆固醇，对治疗动脉硬化、高血压、冠心病有益。此油在医药上可提取亚油酸，做防治动脉硬化、高血压的药品。榨油后的油渣还含有大量蛋白质和糖类，可用来制造饼干、面包、糕点及酱油等食品，从葵花籽中还可提取植酸钙镁，治疗发育不良症。

中医认为葵花籽有润肺、平肝、消滞和驱虫作用。向日葵花盘有保肺、化痰、定喘和降压的功效，适用于哮喘、咳嗽、痰多等症。药用向日葵花盘以单头的为好，并且花盘上要带弯曲的蒂把，药效才高。民间治疗哮喘是用带把的花盘，每天切碎一个，水煎，当茶喝，连喝几天就有显著效果。

十一、小核桃大补脑

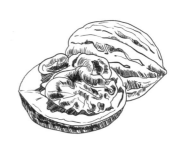

我们常常见到一些身体虚弱的人或是神经衰弱患者,迷信补药,常吃补药,其实,药补不如食补,而食补中最好的食物就是核桃。因为核桃仁含有磷、镁、铁、锰、钙等矿物质和维生素A、B、C、E及蛋白质、脂肪、糖和鞣质等。据测定,一斤核桃仁相当于五斤鸡蛋或九斤牛奶的营养价值。核桃特别对大脑神经有益,有补脑作用,是神经衰弱的治疗剂。经常有头晕、失眠、健忘、心悸、食欲不振、腰膝酸软、全身无力等症状的人,一般都属于神经衰弱症。每天早晚各吃一两个核桃仁,就可以起到补药的作用,既不费事,又可保健医病。

中医历来也认为核桃是滋补强壮剂,其性温补,有健肾、补血、润肺、益胃等功效。《开宝本草》载:核桃"食之令人肥健,润肌,黑须发"。这个记载也说明核桃是一种很好的强壮药,不但可使人由瘦变胖,还可使人的皮肤丰满,对头发也有益处。在治病方面,核桃对肾亏腰疼、肺虚久嗽、气喘、大便秘结、病后虚弱等症有效。核桃仁榨出的油味美且香,为高级食用油,神经衰弱、身体虚弱、老年人和冠心病、高血压患者食之最好;并且此油还可作为缓下剂,能用于驱绦虫,外用于皮肤病如冻疮、疹癣、腋臭等也有效。

值得一提的是核桃的镇咳平喘作用,不论中医处方,还是民间验方,都认为有很好效果。一到冬天,哮喘病发作,可每天晚上临睡觉前剥两个核桃仁,不要去掉仁上的薄皮,再切食指肚般大的一片姜,同放嘴里慢慢嚼,等到像稀糊一样时,再徐徐咽下,坚持吃一段就会见效。

除核桃仁之外,核桃壳里面的果隔,又叫核桃墙、分心木,也有补肾涩精的作用,可治噎膈、遗精、遗尿等症。如果把它用来煮水当茶喝,能起安定神经、促进睡眠的作用。鲜核桃壳外面包裹的绿色果皮也有用,中医称为"青龙衣",可治顽癣。

核桃除可供生食或制作糕点、糖果之外,亦可用于烹调做菜,如"核桃鸡丁""核桃肉丁",确实甘香可口,色味俱佳。此菜做法简单,先用热水把核桃仁泡一会,去掉仁上薄皮,一个桃仁可分成四、五块,以小火在油中炸成金黄色。鸡丁(鸡胸脯肉)或肉丁(猪或羊肉)用酱油、糖、酒、淀粉拌过,放入炸完核桃的油里炒熟,再放核桃,炒几下即成,有兴趣者不妨一试。

十二、说银杏话白果

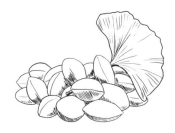

早在一亿多年以前,银杏和其他古老树木一样,在地球上到处都有,但经过漫长岁月,银杏家族就逐渐衰败,在当今世界上已十分稀少,是植物中仍然活在世上的古代"遗老"。银杏树开

花很特别，夜间开，开了就谢落，人不得见。一枝可结实百余个，状如楝子，经霜熟烂，去肉取核为果，即白果。

银杏以身着白色外衣而得名。它不仅营养丰富，可炒食、蜜饯，而且果肉、核仁、树叶都可作药用，中医主要用来定喘、涩小便。《本草纲目》说银杏有温肺益气、镇咳去痰及杀虫作用，并载有不少用银杏治病的验方，如将生白果仁切开，擦患处，可治面部癣疾；银杏五个，麻黄八克，炙甘草六克，水煎，睡前服，可治咳嗽痰喘。

银杏有很好的固涩作用，故可用于遗尿、小便过多及白带。据现代医学研究，银杏有紧张膀胱口"括约肌"的作用，因此烤白果可治疗儿童的遗尿症。未经加热的果肉对葡萄球菌及大肠杆菌有抑制生长作用，油浸白果对结核菌有很强的抑制作用，可用于治疗肺结核。方法是：在中秋节前几天，采取带青的白果，不去柄，浸入生菜油里，浸满一百天，便可服用。每日早、中、晚各服一个，饭前或睡前服用。服药期间如身上出红点，说明有副作用，应停止服用。

银杏有一定的毒性，甚至可能中毒致死，因此必须注意，这在古代医药书籍中早有记载，现代医学也报告白果中毒的若干病例。一般认为儿童生吃7～15枚即可引起中毒，炒熟后毒性减低，但一次食入量不能过多，五岁以下的幼儿应禁止吃白果。用烤白果治尿床，应按规定的量吃，吃到不尿床时为止，切勿长期服用。治遗尿的方法是：将银杏炒香，7～10岁儿童每次吃5～7个，成人每次吃8～10个，一日两次，吃时细嚼慢咽。手足皲裂时，可将生白果捣烂涂患处。银杏树的叶有降低血清胆固醇、扩张冠状动脉的作用，近年来用于高血压及冠心病、心绞痛、脑血管痉挛、血清胆固醇过高等症，都有一定效果。

十三、食用油怎么选

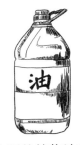
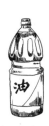

食用油类分植物油和动物油两大类，常食用的植物油有豆油、花生油、芝麻油、菜籽油、棉籽油等，动物油有猪油、牛油、羊油和鸡、鸭油等。油的种类虽然很多，但主要成分都是脂肪。我们每天吃下去的油，也是身体中脂肪的一个主要来源。

各种食用油主要含中性脂，其次为磷脂、胆固醇和维生素A、D、E等。脂肪由各种脂肪酸构成，有几种是人体必不可少的，如亚麻油酸、亚麻油烯酸和花生油烯酸。植物油多含有亚麻油酸和亚麻油烯酸，动物油只有几种含有少量的花生油烯酸。油脂属于高热能的食物，是人体燃料之一，它能供给人体热量和必需的不饱和脂肪酸。不饱和脂肪酸又叫必需脂肪酸，身体内自己不能合成，必须由食物供给。如果不饱和脂肪酸供应充足，人体皮肤就光滑润泽，头发也乌黑发亮，面容更加美丽，所以有人又称不饱和脂肪酸为"美容酸"。如果皮肤粗糙、脱屑、头发干脆、易脱落等，都是体内缺乏不饱和脂肪酸的缘故。从营养学的观点来看，对油的评价是以哪种油含不饱和脂肪酸的多少来衡量：哪种油含量多,营养价值就高。据分析,植物油中豆油、玉米油、葵花籽油含不饱和脂肪酸较高,棉油、芝麻油、花生油次之。

油被消化吸收后,一部分供作热能,使人体保持恒温,像炉子里燃烧的煤一样,使人体这架"机器"有了工作和活动的能力。除了作为热能消耗一部分外,有相当一部分进入组织,成为细胞的组成部分,有些则被贮存起来成为脂肪组织。人体需要的几种维生素,如A、D、E、K等,必需溶解在油里才能被吸收。如果人体缺少脂肪,必然会缺少这些维生素。

脂肪组织是供应热量的"仓库",皮下脂肪组织更有维持体态和保温的作用。由于脂肪不易传热,体内皮下脂肪多的人就像穿上一件皮袄,体内的热不易向外放散。所以,体胖的人特别怕热。脂肪除了贮存于皮下组织以外,还积存在各个内脏器官的空隙之间,可防止各脏器受到震动而损伤。皮下脂肪的另一个重要功用是使人体变得丰满。当人体长期饥饿或患慢性消耗性疾病后,就把体内的脂肪作为热能消耗掉。这样,人就会逐渐消瘦下去,皮肤失去弹性和光泽。

过多的油脂是发胖的因素之一,中年以后如果参加劳动少,又不注意体育锻炼,吃油脂过多,身体消耗不了,脂肪就慢慢在体内堆积,人就会逐渐发胖。一旦过分肥胖,皮下和内脏,如心、肝、肾和肠子等器官的外面堆积大量的脂肪,把内脏器官重重地包起来,会使各脏器加速早衰和病变,特别是加速血管硬化,引起高血压、冠心病等疾病。

食油除食用外,也常用来治病,有润燥、缓下、滋养保护皮肤的作用。作为润肠剂,芝麻油和花生油可治大便干燥、便秘和肠梗阻等;保护皮肤和治疗疮疡,常用猪油、芝麻油等配成软膏或搽剂;动脉硬化、冠心病人可食用含亚油酸较高的玉米油、葵花籽油和豆油。如果血中胆固醇高、血压也高的人,食用这类植物油可收一举两得的良好效果。

第四节 提高免疫力的肉类

无论男女,每天都应该适当吃一些肉类食物。虾肉、鱼肉、羊肉、牛肉等脂肪偏低的肉类味道相对比较鲜美,而且其中所含有的营养物质也非常丰富,不仅能够为身体补充所需的蛋白质、钙质、氨基酸等多种营养成分,还可以让免疫系统更加强大。

一、鸡肉:济世良药

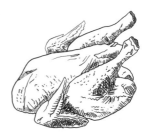

我国是世界上养鸡最早的国家,早在公元前1400多年的文献中就有养鸡的记载。中国培养的鸡种很早就流传国外,世界各国的鸡种都有中国鸡的血统。

鸡肉在肉类中以味道鲜美著称,烹制的方法不下百余种,食之各有风味。鸡肉之所以受人们宠爱,不仅因为它是人们佐膳之佳肴,而且还是"营养之源"。据分析,鸡肉里面的蛋白质含量比猪肉、羊肉、牛肉、鹅肉的蛋白质高三分之一或一倍以上，比蛋白质含量较高的牛肉也多，脂肪含量比各种畜禽肉低得多。这表明适当吃些鸡肉，不但能增进人体健康，而且不会令人增肥。由于鸡肉的营养价值高，产妇、老年人、体弱多病和病后恢复的人，都习惯炖老母鸡吃，这是非常合适的。

鸡对于人类的贡献还在于能作药物，被民间称为"济世良药"。

祖国医学认为，鸡的全身都入药。鸡肉有益五脏、补虚损、健脾胃、强筋骨、活血脉、调月经和止白带等功效；鸡肝有补肝、益肾、安胎、止血、补血、治夜盲的作用；鸡心有补心、镇静之功；鸡肾可治头晕眼花、咽干盗汗等症；鸡胆汁有清热、解毒的功效；鸡脑补脑益心，可治多梦易惊、小儿惊痫；鸡油可治头秃、脱发；鸡血有补血和养血安神的作用。近年来的研究认为，鸡血对支气管炎、功能性子宫出血、哮喘、溃疡病和慢性肝炎等有一定疗效。

值得特别提出的是鸡胃里的"鸡内金"，又叫鸡肫皮，是常用中药，有很好的消食化积作用。鸡无牙齿，而吞食原粒粮食及杂物，均可迅速消化，就是鸡内金的功劳。现代医学研究，鸡内金含有大量胃消化酶，对于食欲不振、消化不良、宿食停滞、腹胀、小儿食积和遗精、月经不调、口疮、肿毒等症都有良好的疗效。

药用鸡中以乌骨鸡为最好，主治一切虚损之症，如月经不调、白带过多、不孕症、腰酸腿疼、贫血萎黄、结核盗汗、头晕耳鸣等症。

中医用鸡治病,也有一番考究,公鸡、母鸡疗效略有不同。公鸡,性属阳,善补虚弱,用于青、壮年男性患者为宜;母鸡,性属阴,有益于老人、妇女、产妇及体弱多病者。

二、悠悠鸭肉香

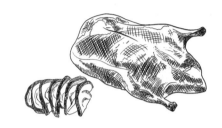

古代文人爱鸭,留有不少描写鸭子的诗句。人们盖的鸭绒被,铺的鸭毛褥子,穿的鸭绒背心,分量既轻,保暖性又好,都属于高级用品。鸭肉既是美味佳肴,又是补养珍品,比鸡还胜一筹。因此,它也是人们喜养、乐食、爱用的一种家禽。

鸭肉营养丰富,是滋补妙品,含蛋白质、脂肪、碳水化合物、各种维生素及矿物质等。鸭虽属营养物,但食用亦有讲究。中医历来认为鸭是水禽类,其性寒凉,以"热者寒之"的治疗原则,鸭肉适用于体内有热、上火的人食用。特别是一些低烧、虚弱、食少、大便干燥和有水肿的人,食鸭肉最有益。但对中寒的人,如受寒引起的胃腹疼、腹泻、腰疼、经痛等症,均暂时不宜吃鸭肉。

有一种水鸭,又名野鸭,名列珍禽之一,肉味鲜美,含有丰富的蛋白质、氨基酸和多种维生素,功能补虚暖胃,强筋壮骨,活血行气。自古以来,民间常以冬虫夏草炖水鸭滋补身体。现在,由药厂生产的"滋补水鸭合剂",就是选用鲜水鸭肉配以冬虫夏草、熟地、黄芪等名贵药材,经科学方法精炼而成。

鸭肉、鸭血、鸭汁、鸭脑、鸭涎、鸭胆汁和鸭蛋等均可作药用。

公鸭肉性微寒,母鸭肉性微温,入药以老而白、白而骨乌者为佳。民间认为鸭是补虚劳之圣药,同火腿、海参共炖食,滋补之力更大。炖出之鸭汁,善补五脏之阴和虚劳之热,以老而肥大之鸭为优。如与糯米煮粥食之,有养胃、补血、生津的功效。鸭血可解血瘀、血热作疼。鸭胆汁可治风火赤眼,外涂可治痔疮肿疼。鸭内金和鸡内金有相同效果。鸭头可治惊悸和血虚引起的头疼,可与川芎、白芷同用。鸭脑捣碎外涂可治冻疮。鸭涎,即鸭的唾液可治鱼骨卡在咽喉:取大雄鸭,禁食一天,洗净口中污物,双脚吊起,鸭嘴下面放一碗,接取鸭涎,配合米醋含于口中,徐徐咽下即可。鸭蛋滋阴、清热、解毒,如遇肠炎、腹泻,可取鸭蛋二个、食醋四两,共煮熟,吃蛋饮醋。

三、补体益寿的鱼肉

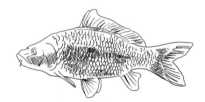

人类对鱼并不生疏,自有史以来,鱼就和人建立了密切关系。早在一万七千年以前,我们的祖先山顶洞人就已经知道捕鱼充饥。直到今天,它那丰富的营养、鲜美的肉味,一直博得人们的垂青,是世界各国人民不可缺少的食品。

鱼类自古作药用,鱼肝油就是从鱼肝中提制的。鱼肝油中含有大量维生素A、D,是防止和治疗软骨病、夜盲症、眼干燥症、肺结核不可缺少的物质。鱼肝油中还含有维生素 B_{12} 和一定量的维生素 B_1、B_2。有些鱼类还是制造胰岛素的原料，胰岛素是治疗糖尿病和神经性疾病的重要药物。从鱼的精子中可提取鱼精蛋白，制成疗效更高的鱼精蛋白胰岛素。带鱼的脂鳞是制作乙酰水杨酸片药物的原料。墨鱼是制海螵蛸和乌贼墨的原料，具有收敛、除湿和止血作用。

祖国医学认为鱼类各有不同功用，常用于治病的有鲤鱼、鲫鱼、墨鱼、黄花鱼、鳗鱼和青鱼等。

鲤鱼品种很多，有赤鲤、黄鲤、白鲤等。这种鱼肉质厚实，味道鲜美，营养丰富，并有医疗作用，《神农本草经》将其列为上品。中医说鲤鱼有开胃健脾、消水肿、利小便、去寒气、下乳汁之功，可治水肿、黄疸和乳少等，特别是对孕妇的浮肿、胎动不安有卓效。

墨鱼又叫乌贼，是我国四大海产之一。乌贼用以自卫的墨汁是良药，中医处方称乌贼墨，可治各种出血，如子宫出血、消化道出血、肺结核咳血、支气管咯血、小便尿血、鼻衄等。乌贼背部那块石灰骨称为乌贼骨，中药称为海螵蛸，可治很多病，如皮肤科和耳科疾病、面部神经疼、胃溃疡、胃酸过多、消化不良、小儿软骨症等；外用可治创伤出血、下肢溃疡、久不收口和阴囊湿疹等。古代人还将乌贼骨烤干、磨成细末，制成珍珠粉作美容剂。

鳗鱼又称鳗鲡，俗称白鳝，如带鱼状。该鱼成分多为软脂酸，主治肺结核、妇女劳损和白带过多等症。鳗鱼治疗肺结核，历代医学家都有记载。李时珍还引了《稽神录》中的一个故事，说明鳗鱼的抗痨作用。该文说:"有人病瘵（肺结核）相互传染，死者多人，因取病人弃于江边以绝害。渔人见之，乃一女子，犹活，取置鱼舍，日以鳗鱼喂之，渐愈，遂为渔人之妻。"可见，鳗鱼治痨病，历史已很悠久。

带鱼又名刀鱼，脾胃虚弱、消化不佳者食用最适宜。由于带鱼肥嫩少刺，易于消化吸收，更是老人、儿童、孕妇和病人的理想食品。

其他如鲫鱼、青鱼、黄花鱼等都可入药，用来治病功效略同。

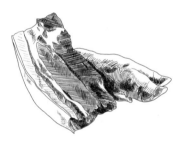

四、猪肉的弊与利

猪肉是人们吃得较多的一种肉类，有丰富的营养，是烹调的好材料。不论炖、炒、烧、炸、爆，还是溜、酱、熏、扒、烩、汆、焖等，都可制成美味佳肴。

现代医学认为，猪肉含脂肪过高，胆固醇含量亦高，对动脉硬化、冠心病、高血压和肝、胃疾病及老年人均不适宜，特别是肥猪肉对这些患者来说是害多利少。但是，猪的全身经济价值很高，仅用猪的内脏就可制出几十种药品。猪的心、肝、肺、肾、脑髓、胎衣、胆、骨、皮、蹄等都可用来治病。

猪心性平，有镇静补心作用，可用于心悸和精神分裂症。对于冠心病、心慌气短、失眠、多汗，可用猪心一个、党参、当归各30克，用纱布把药包好，与猪心共煮，吃心饮汤，每天一次，连用两周。

猪肝性温，补肝明目，可治贫血、妇女干血痨、夜盲、目雾昏花等症。治夜盲和视力模糊，可用猪肝一个切开，加苍术18克，用纱布包好，加水共煮，肝熟即可，吃肝饮汤，一日二次分食，连用两周。

猪肺性微寒，可补肺，治肺虚久咳、痰喘。肺结核痰中带血或咯血，可用猪肺淡煮，蘸白及粉食之，可补肺止血。

猪脾性平，治脾胃虚弱、消化不良。

猪肚即猪的胃，可治胃弱、食欲不振、胃虚疼痛、胃下垂及白带等症。将猪肚洗净，装入适量莲子，共煮后，烤干研末，一日三次，每次15克，治食欲不振、消化力弱。用猪肚炖胡椒15克，一日三次，适量食用，可治胃下垂及胃寒疼。

猪肾即猪腰子，性冷，补肾气，通膀胱，可治肾虚腰疼、遗精盗汗等症。治肾虚腰疼，可用猪肾一对，黑豆60克，小茴香3克，生姜5片，共炖食；也可以用猪肾一对、杜仲15克，核桃肉30克，共炖食之。

猪膀胱即猪尿泡，可治尿频、遗尿。方法是猪膀胱一个，槐花15克，车前子15克，水煎服。小儿遗尿时，可用荔枝肉50克，糯米50克，装入猪膀胱内煮熟食之，连用3~5个有效。

猪胆性寒，有清热、降火、通便、止呕等功效，可治咽喉肿疼、百日咳、目疾等。猪胆内装满黑豆，蒸熟，晒干，每次服30粒，一日二次，治高血压。痔疮肿痛，可用雄猪胆汁涂患处。

猪脑髓性寒，能益虚劳、补骨髓、治头晕，适用于神经衰弱、头晕目眩。方法是猪脑两个，川芎10克，白术6克，同煮熟，食脑饮汤。

猪胎衣又称胎盘、胎胞，性温，有益气、补虚、补血等功用，可治气血两亏、贫血、病后体弱、神经衰弱等。

猪睾丸可补肾治喘。治哮喘时可用猪睾丸两个，煅烧存性，研末，用黄酒冲服。

猪肠可治内痔、脱肛等症，方法是猪肠头一副、香蕉树芯（如无，可用香蕉皮代用），共炖，食肠饮汤。

猪胰脏可治脾胃虚热和糖尿病。治糖尿病时，可取猪胰煮八成熟，每天早晨空腹吃一个；也可用猪胰子一个、薏米30克、山药100克，共熬粥食，连用十日以上有效。

猪骨性平，有补虚弱、壮腰膝、强筋骨、益气力、生乳汁的作用，可用于治疗肺结核、小儿软骨症、乳汁不足等症。治小儿软骨症，可煮猪骨汤常服。肺结核咳嗽、咳血，可用猪骨、羊骨各半，煮汤服用。

猪蹄又名猪脚、猪爪，性平，有生乳益气作用，可用于催乳。方法是猪蹄二个，花生米100克，同炖食。

猪皮性平，富于动物胶质，可加工煎炼成动物胶，有活血、补血、止血和润肌肤的功效，可代替阿胶、黄明胶使用，能治疗吐血、妇女血枯、月经不调等症。

猪油性寒，有凉血、润燥、利肠、解毒的功效，外用多配成油膏用于冻疮、烫伤和皮肤生疮。

猪乳汁性寒,可治小儿惊痫。因小儿惊痫多生于风热,而猪乳性寒,寒可克热,所以可起清热镇惊作用。如遇此症,可将猪乳汁煮沸放微温饮服。

猪毛性寒,有消炎、止疼作用,可用于治疗烫伤。方法是猪毛煅炭研末,用香油调涂患处。

在动物中,其内脏和各部分用途如此广泛的就数猪了,这是猪的一大贡献。

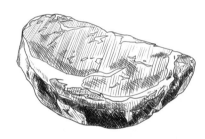

五、寻味牛肉

世界上受人尊敬的动物莫过于牛,古今中外,莫不如此。那些勤勤恳恳为人民服务的人,常被誉为"老黄牛",鲁迅先生的名句"俯首甘为孺子牛"就表达了牛的高尚品格。

牛身上牛黄是名贵的药材,其价之高可与宝石媲美,比黄金还贵!

牛黄性凉味苦,入心、肝经,有清热解毒、清心开窍、豁痰镇惊的功效,临床上常用于治疗高热昏迷、惊痫抽搐、烦躁谵语、小儿惊风、乙型脑炎、咽喉肿疼、口舌生疮、疮痈疔毒等症。传统的中成药安宫牛黄丸、牛黄清宫丸、牛黄解毒丸、牛黄上清丸、六神丸、牛黄清心丸、局方至宝丹和大活络丹等,都是以牛黄为主要成分制成的。

现代医学研究，牛黄含的成分是胆红素、钙盐、胆酸、胆甾醇、麦角甾醇、维生素D及铜、铁、镁、锌、磷等矿物质。实验证明，牛黄可使动物的红细胞及血色素增加，对心脏有强心作用，并可使血管收缩，血压上升，由于牛黄性凉，脾胃虚寒和无热的患者忌用。

除了牛黄外，牛角也很有用处，其中最名贵的"犀牛角"也是一味珍贵药材，有清热定惊、凉血解毒的功效。由于世界上犀牛已成稀有动物，现在多用水牛角代替。水牛角的功用与犀牛角相同，但药的效力较差，应用时可加大剂量以弥补。现代医学研究分析，水牛角的成分是角质、碳酸钙、磷酸钙、蛋白质、胆甾酸、胱氨酸等。实验证明，牛角对正常和衰弱的心脏都有强心作用，尤其对心脏衰弱作用明显，临床上常用于治疗风热头疼、喉头发炎、小儿惊风、高热不退、惊厥抽搐、吐血等症。

牛肉营养丰富，每500克瘦肉含蛋白质100克以上，比猪肉高一倍，特别是血管硬化、冠心病、糖尿病人，食牛肉比猪肉为好。牛肉味甘性平，可以补中益气、健脾养胃、强筋健骨和消水肿。如遇慢性腹泻、脱肛、面浮足肿的患者，可用黄牛肉适量炖成浓汁喝，每天喝，连用有效。病后体弱、血气两亏的患者，可以用牛肉、麦仁（小麦去皮）适量，每天煮成稀粥，食之可医。

牛奶是营养佳品，有养心肺、润皮肤的功效，可补养气血，善治一切虚劳瘦弱之体，对于贫血、肺结核、便秘患者特别有益。如遇电光性眼炎，一般眼药无效，但用新鲜牛奶滴眼确有特效。日常生活中，不慎发生烫伤、火伤，可立即用牛奶浸泡患处，可止疼消炎，有助于伤处痊愈。

其他如牛肝、牛蹄、牛鼻子、牛骨等都有很好的医疗作用。就连牛粪也是药，中医处方中称为"百草霜"，可治肝炎、黄疸等症。

至于牛皮不但坚韧耐用，也是一味中药，用牛皮熬制的牛皮胶，中药称为"黄明胶"，有滋阴、补血和止血的作用。健康的小牛对人类还有一大贡献，那就是为人类制造预防天花的"牛痘苗"。用于制造牛痘苗的健康小牛既可怜又受人尊敬。把小牛的全身毛剃净，用尖利的钉耙把牛身划得道道血痕，然后将天花病毒涂在伤痕处，牛发上几天高烧后，全身鼓起"痘浆"，这时，将牛杀死，刮取痘浆，制成牛痘苗，此法一直沿用至今。

牛，把全身无保留地献给了人类，一生勤勤恳恳，吃的是草，挤的是奶，供给的是肉、是药……牛，理应受到人类尊敬！

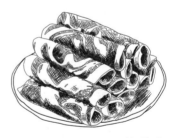

六、舌尖上的羊肉

"冬吃羊肉"是非常合适的，因为羊肉性温，能给人体带来热量。中医说它是助元阳、补精血、疗肺虚、益劳损，是一种良好的滋补强壮药。由于羊肉含的钙质、铁质高于猪牛，所以吃羊肉对肺病，如肺结核、气管炎、哮喘，以及贫血、产后气血两虚和一切虚寒症最为有益。气管炎咳嗽和伤风咳嗽，只需喝羊肉汤就可减轻或痊愈。

羊肉、羊肝、羊肾、羊乳、羊血、羊胆、羊角、羊骨等，全是良好的药物。

羊肉除了前述的功用外，还有补中益气、安心止惊、开胃健身的作用。治产后无乳，可用羊肉半斤、猪膀一个共炖，食肉饮汤，每日1~2次，连用一周即效。治肺结核、气管炎时，用羊肉一斤，小麦仁（小麦去皮）50克，生姜一块，共炖成稀粥，早晚分食，连用一个月。

羊肝有养肝明目之功，为肝与目疾良药。从古至今，凡患夜盲症、眼干燥症、视物昏花等症，均以羊肝为治疗药物。名医孙思邈临诊常用羊肝治疗雀目（夜盲症），现代医学证实是合乎科学道理的。

羊肾是羊的睾丸，性温，能补肾、益精、助阳，可治虚损盗汗、肾虚阳痿、消渴、小便频繁、腰痛劳伤、下焦虚寒和睾丸肿疼等症。

羊血为羊的干燥血块，呈黑色或棕黑色，性平味咸，能行血、止血和解毒，治产后血瘀、血闷、胎衣不下，解一切丹石毒和野菜中毒。

羊角性寒味咸，有镇惊、安心、明目、平肝、益气的功效，适用于头晕目眩、惊风癫痫、高热神昏、头疼目赤、惊悸抽搐等症。

羊胆性味苦寒，能清热解毒、明目退翳，可治夜盲、目有云翳、咽喉肿疼等症。

羊骨味甘性温，其胫骨火煅后可用于误吞铜铁，还有治风湿疼的功效。

有些人嫌羊肉有一股膻味,不大爱吃,但烹调得法则可消除。将羊肉和白萝卜同煮一滚,然后去掉萝卜和水,再行烹调,膻味即除。

七、兔子与"美容肉"

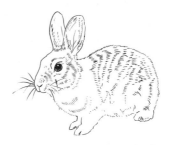

兔肉又被称为"美容肉"。广大女性,特别是年轻女性都喜欢吃这种"美容肉"。原因是:

其一,因为我国家兔绝大部分都是家庭饲养,吃蔬菜、野草长大,具有兔肉的自然风味,肉质较嫩,味道鲜美。

其二,兔肉具有含蛋白质多、脂肪少、胆固醇低的特点。吃兔肉既能增强体质,又不至于使身体发胖,因此对肥胖症、老年人和高血压、冠心病、糖尿病患者非常有益,是他们的理想肉食。

兔肉含蛋白质比猪肉多一倍以上、比羊肉多近一倍,脂肪含量为猪肉中脂肪含量的1/16、羊肉的1/7,胆固醇的含量则低于所有肉类。其肉质细嫩,结缔组织少,含维生素较多,并有卵磷脂的成分,食后比猪、牛、羊、鸡肉好消化。

兔子虽小,全身都有用处,其肉、脑、肝、骨、血、胎、胆、胰等均可作药,就连兔屎也有效用,兔毛、兔皮的经济价值也很高,并可作药用。

李时珍在《本草纲目》中说:"兔肉:辛平无毒,补中益气。主治热气湿痹,止渴健脾。炙食,压丹石毒。腊月作酱食,去小儿豌豆疮。兔血：凉血活血，解胎中热毒，催生易产。脑：涂冻疮，催生滑胎，同髓治耳聋。骨：治热中，消渴，煮汁服。皮毛：烧灰，酒服方寸匕，治难产及胞衣不出。皮灰治妇人带下。毛灰治小便不利。"《罗氏会约医镜》记载："望月砂（兔屎）：入肝经，明目，去瘖后翳障。……兔脑髓：性温而滑润，催生利胎之圣药也。……兔头骨：治头眩痛。"野兔的效用比家兔为好。

用健康胎兔加工制成的"胎兔糖衣片"，是很好的滋补营养药，特别适用于肺结核、肝炎、慢性气管炎、身体虚弱患者，有辅助治疗作用。民间常用兔脑涂患处，治冻疮和手足皲裂。如遇产后乳汁稀少，可取野兔耳二只，焙干研末，开水冲服，有催奶作用。如患夜盲症（雀蒙眼），可连续食用兔肝有效。

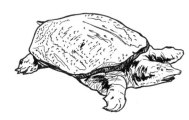

八、乌龟与老鳖

乌龟与老鳖同是水生动物，长相又很相似。它们既是佳肴，又同是良药，功用上略有不同。

乌龟又名金头龟、金钱龟、金龟、泥龟等，种类很多，几乎遍布全球。最大的海龟可重达一千斤，最小的只有铜钱大。自汉代以后，乌龟开始供药用。中医认为龟肉性温，有止寒嗽、疗血痢、治筋骨疼的功效，常用于治疗尿多、小儿遗尿、子宫脱垂、糖尿病、痔疮下血等症。龟血和黄酒同服可治妇女闭经，龟头可治脑震荡后遗症和头疼。近年来，有些科研单位正在研究龟蛋白的抗癌作用，发现龟板对肿瘤的治疗有一定价值。

中医临床应用最多的是"龟板"（龟的腹甲）和"龟板胶"（将龟板煎煮而成的胶）。龟板有滋阴清热、益肾健骨、补虚强壮、消肿治痈等功效，临床上常利用其滋阴降火的作用，治疗因虚火引起的盗汗、心悸、眩晕、耳鸣、足心、手心发热等；利用其滋阴潜阳作用，治疗高热不退、抽搐惊厥等症；利用其益肾的作用，治疗筋骨不健、腰酸腿软和小儿囟门不合等症。龟板还有抗痨功效，可用于治疗肺结核、淋巴结核和骨结核，也可用于治疗慢性肾炎、神经衰弱、慢性肝炎等。龟板胶的滋补力比龟板好，可止血补血，适用于肾亏所致的贫血、子宫出血、虚弱等症。经临床试用表明，海龟胶有很高的营养价值，与其他药物合用治疗原发性肝癌和肝肿瘤，可减轻病人症状，使病人增强体质和延长寿命。

老鳖，俗称王八，又名甲鱼、团鱼等，其肉味鲜美，是一种珍贵补品。鳖肉含有丰富的蛋白质，并含有脂肪、糖类、钙、磷、铁和维生素等，不仅易于消化吸收，而且产热量高，可促进血液循环。

鳖全身都可入药。鳖甲性寒，内含动物胶、角质、蛋白、碘、钙、磷和维生素D等成分，有滋阴、除热、散结、消痞、益肾、健骨等功效，能够散瘀血、调月经、消脾肿、除痨热。鳖甲在清虚热方面效果较好，所以肝脾肿大、月经闭止和肺痨服之有益，还能消肿块。鳖甲胶能补肾滋阴，适用于肾亏、虚弱、头晕、遗精等症。鳖肉可滋阴凉血、补肾健骨，能治体虚、肺结核、肝脾肿大等症。鳖头可治小儿脱肛、子宫脱垂。鳖血为滋阴退热药，可用于肺结核有低热的患者。

中医认为，鳖的性能是滋阴，只适用于阴虚的病人，不可久食或一次多食，多吃则败胃伤食，导致消化不良，食欲不振、消化能力差、孕妇及产后泄泻、失眠者不宜食用。肿瘤病人食用鳖肉及其他部分是无害的，因为鳖甲有抑制结缔组织增生、提高血浆蛋白、消肿块的作用，可增强肿瘤病人机体的抵抗力。

九、中秋螃蟹香

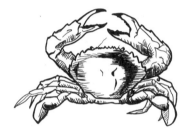

晚秋时节，天高气爽，菊香蟹肥，是人们品蟹赏菊的好时光。古人有诗说："不到庐山辜负目，不食螃蟹辜负腹。"宋代著名诗人苏轼、黄庭坚都爱吃蟹，著名的曹雪芹更爱吃蟹，在《红楼梦》三十八回里，他把众人吃螃蟹的情景描写得淋漓尽致。

今人爱吃螃蟹，不仅因其味道鲜美，还因为它营养丰富，富含蛋白质、脂肪、碳水化合物、磷、铁、钙和维生素等。吃螃蟹的方法很多，可以蒸吃或煮吃，也可做蟹酱和蟹汤吃；尤其是雌蟹的卵块、雄蟹的脂膏，滋味实在佳美，正如黛玉诗中所说的"壳凸红脂块块香"。

螃蟹不但味美，还可作药用，药用以河蟹为多，有散瘀血、通经络、续筋接骨、解漆毒、催产下胎和抗结核等功能。但螃蟹性寒，食蟹时要加姜醋，既调味，又驱寒，这不仅是传统吃法，也是科学的食用方法。

根据蟹的功效，其适用于跌打损伤、伤筋断骨、瘀血肿疼、漆中毒、胎死腹中、胎盘残留和临产阵缩无力、胎儿迟迟不下等症。如用于跌打损伤一类，可将生蟹捣烂，用热酒调服，渣敷患处。如用于催产下胎，可取蟹爪60克，黄酒适量，加水同煎，入阿胶服。漆中毒生疮，可将活蟹捣烂，挤汁涂患处。

螃蟹虽味美，但食之不当可致病：一是中毒，二是寄生虫病。

食蟹引起的中毒，多是在吃后14~24小时发病，先是腹疼，后是腹泻，一般为血水样便，后转为脓血便，类似痢疾，还会有恶心、呕吐、发烧，严重的有脱水、全身痉挛、血压下降，甚至危及生命。中毒原因多是由副溶血性弧菌（致病性嗜盐菌）引起的。如在食用前没有烧熟煮透，加工时生熟不分，吃前又没有回锅加热，或是吃死蟹，吃后就易中毒。

螃蟹引起的寄生虫病是肺吸虫病，如果河蟹未煮熟就吃，就会受到感染，肺吸虫寄生在人的肺内，破坏肺组织。因此，要特别注意。

十、生命的乳汁

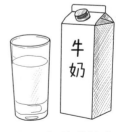

人和哺乳动物一生下来，第一个需要就是吃奶。各种乳汁含养分种类基本相同，但数量并不一样，这是由于各种哺乳动物发

育的情况不同，所需的养分也不同。人类母乳中含的营养成分不但适合新生儿胃肠消化和吸收，而且含有大量免疫球蛋白，能增强新生儿的抵抗力，保护婴儿避免细菌和病毒的感染，减少疾病的发生。

古代医学家早就知道乳汁是一种良药，认为乳汁乃阴血所化，生于脾胃。妇人未受孕时，体内阴血充下为月经；受孕则留而养胎；已产，则上泌为乳汁。乳汁为气血之液，故能补五脏，使气血得到充实，体健而润泽。牛、羊乳也有类似作用。中医常用乳汁配制各种药物来治疗疾病，如痰火上升，用人乳、梨汁炖服；失音不语，用人乳冲竹沥服用等。

现代医学也认为乳汁具有保健、医疗作用。乳汁中含有最好的蛋白质和脂肪、乳糖、酶、维生素和钙、磷、铁、碘、钠、钾、氯等矿物质。有人以为牛、羊奶是高蛋白、高脂肪食物，含有胆固醇，患心血管疾病的人喝了会增高血脂成分。其实不然，牛、羊奶中的胆固醇并不可怕，对人体不会造成危害。实验证明，饮用牛羊奶不但不会增高血中胆固醇，反而有降低胆固醇的作用。因为奶中有一种降低血中胆固醇的物质，可以排除胆固醇在血管壁上附着，并可抑制脏器制造胆固醇，从而使血液中的总胆固醇含量降低。我国少数民族地区如内蒙、西藏等，习惯喝用茶叶与牛奶烧的奶茶，这确有健身作用。

牛羊奶的保健作用是非常广泛的。睡前喝一杯热牛奶，可使人舒适睡眠，后半夜睡得更香甜；特别是对那些半夜醒来再也不能入睡的人来说，其作用更明显。

有一种"酸牛奶"不但营养丰富而且具有很好的医疗作用，能使人体免受和减轻有害物质的侵害，刺激胃酸分泌，增强胃肠消化功能，促进身体新陈代谢。这种酸奶是保留乳酸菌而制成。乳酸菌有益于人体，能在肠道里抑制病源性的大肠菌、痢疾菌等的繁殖，减少人发生肠道传染病的机会，还能在人体中产生维生素 B_1、B_2 等。长期饮用专门制作的酸牛奶，还可以防止神经系统过早衰老，延年益寿。

至于用奶治病，在民间应用很多，比如常年胃疼病，用牛、羊奶各 125 毫升，混合炖沸，每天早晨空腹服一次，喝上一段时间就会痊愈。有人得了电光性眼炎（看电焊的白光所引起），用一般中西药眼药都没有效果，可是用奶汁就有特效。用鲜奶（人奶或牛奶）点患眼，15 分钟一次，每眼三滴，很快可减轻或痊愈。农村误食汞、砷类农药，可及时用牛或羊奶二斤灌胃，因奶可使毒物沉淀，减少吸收，并对胃肠有保护作用。患有慢性肾炎、习惯性便秘、神经衰弱、消化性溃疡、营养不良等疾病的患者，喝奶也有辅助治疗作用。

十一、神奇的鸡蛋

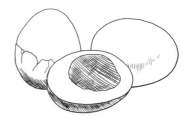

明代作家江盈科的《雪涛小说》中有这样一个故事，说的是一个人很穷，偶然拾到一个鸡蛋，高兴地给妻子说，有了家当了：

将鸡蛋孵出母鸡，两年之内鸡生蛋、蛋孵鸡，可得十金；再以十金买牛，牛再生小牛，经过三年就可得半千金。最后因说到有了家当之后，打算再娶个小老婆。他妻子"怫然大怒，以手击鸡卵，碎之"，于是，这一个鸡蛋的家当也就没有了。

一个受过精的鸡蛋，在温度、湿度合适的条件下，不需要从外界补充任何养料就能孵出一只小鸡，就足以说明鸡蛋的营养是充分的，难怪那个想以一个鸡蛋发家致富的人想入非非。

鸡蛋内含蛋白质、脂肪、卵黄素、卵磷脂、生物素、维生素和铁、磷、钙、钾、镁、钠、硒等矿物质。鸡蛋的可食部分中16%是脂肪，蛋黄中多一些，约为三分之一。这种脂肪呈乳化状态存在于蛋黄中，和牛奶一样易于被身体消化、吸收，而且占一半以上为卵磷脂、胆固醇和卵黄素，对神经系统及身体发育成长有很大好处，是婴幼儿和青少年成长特别需要的物质。鸡蛋中的蛋白质是所有食物中最好的一种，主要是婴幼儿成长需要的卵白蛋白和卵球蛋白。更奇妙的是鸡蛋与大豆合着吃，可以大大提高大豆蛋白质的生理价值。从维生素的种类来说，鸡蛋中就有维生素A、B_2、B_6、D等几种，唯一的不足是含维生素C太少，所以吃鸡蛋配蔬菜最好。鸡蛋中的矿物质，除钙以外，含铁量较高，超过牛奶，所以牛奶加鸡蛋，营养价值就非常高了。由于鸡蛋的养分好，就成为病人、产妇、孕妇、婴幼儿的理想食品，也是人们公认的营养食物。

鸡蛋也是一种药物，全身都可作药用。祖国医学认为鸡蛋的各个部分都有不同功用中医处方分别称为：鸡子白（蛋清）、鸡子黄（蛋黄）、蛋壳（蛋皮）和蛋膜衣（壳里的一层薄白皮）。

鸡子白，性寒，有清热、解毒、消炎和保护黏膜的作用，常用于治疗食物、药物中毒，咽喉肿疼，声哑失音，慢性中耳炎和化脓性创伤等症。

鸡子黄，性平，有祛热、温胃、镇静、解毒、消炎等功效。用蛋黄炼出的蛋黄油可治盗汗、肺结核；外用有润肤生肌的作用，可治乳头破裂、奶癣及下肢溃疡等症。据报道，蛋黄含有卵磷脂，是胆碱的主要来源，有增强记忆力的作用。研究表明，含有胆碱的食物能影响人们的精神状态，有控制地供给足够的营养胆碱，可免却60岁左右的人经常患的记忆衰退症，并可改进各种年龄的人记忆力不强的病症。如果您想保持好记忆力，只要有计划地吃鸡蛋黄就够了。

蛋壳，有制酸、止疼的功效，内服研末可治胃溃疡、胃炎、胃疼、小儿软骨症，并可辅助治疗肺结核；研末外用，能生肌、防腐、促进伤口愈合，可治创伤、皮肤疮疡，也可用作止血剂。蛋壳里面的薄白皮又称凤凰衣，有润肺、止咳、止血的作用，其中含有蛋白质及胃激素等，适用于久咳气急、失音、创伤和舌出血等。

十二、香甜的良药

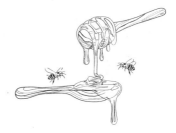

一直以来，蜂蜜都被看作是大自然赠予人们的奇异礼物，是

优良的食品和延年益寿的良药。早在周代，它就作为贵重之物献给武王。爱国诗人屈原在诗篇《招魂》里也提到了蜂蜜。

我国劳动人民用蜂蜜做药治病已有几千年历史。最早的《神农本草经》将蜂蜜列为上品，说它"安五脏诸不足，益气补中，止痛解毒，除百病，和百药"。明代李时珍在《本草纲目》中说，蜂蜜之功有六："生则性凉，故能清热；熟则性温，故能补中；甘而和平，故能解毒；柔而濡泽，故能润燥；缓可去急，故能止心腹肌肉疮疡之痛；和可致中，故能调和百药而与甘草同功"，比较全面地阐明了蜂蜜的医疗性能。

蜂蜜味甘，性平，入肺、脾、心、胃和大肠经，有润肺补中、润燥滑肠、清热解毒、健脾益胃和缓中止痛的功效。蜂蜜所治的疾病非常广泛，从内科到外科，从皮肤科到眼科，从妇科到小儿科，它都可以大显身手，甚至中药的炮制更少不了蜂蜜。

在内科方面，蜂蜜适用于治疗肝炎、肝硬化、神经衰弱、高血压、肺结核、心脏病、肾脏病、贫血、胃炎、胃及十二指肠溃疡、失眠、便秘、气管炎和胆囊疾病等。例如，肝脏病人食用蜂蜜有很好疗效，既能保护肝脏、促进肝细胞再生，又可预防脂肪肝的形成。胃炎和胃及十二指肠溃疡，用蜂蜜治疗最好，每天冲服三次，每次20克，不但有助于消化食物，消除胃灼热和恶心反胃，而且能使疼痛减轻、胃酸降低，保护溃疡面，使之愈合。蜂蜜也被称为"心脏病的良友"，因为它所含的成分对心肌有良好作用。患心血管机能不全（如心脏局部缺血症、冠状动脉硬化症）的患者，如在食物中加入蜂蜜，不但可获得丰富营养，而且有显著治疗效果。蜂蜜可使血管扩张，导致血液循环增强和血压下降，所以对冠心病、高血压等是非常有益的。蜂蜜还能改变血液的组成，可提高血色素、血细胞和血红蛋白的含量，因此可治贫血。神经衰弱和失眠的人常食蜂蜜，可以滋补神经，并具有镇静、催眠作用。睡前在一杯牛奶中加入30克蜂蜜服下，可以睡得香甜舒适。

在外科、皮肤科方面，蜂蜜治的病也不少。蜂蜜中含有抗菌素，有杀菌防腐作用，可以制止化脓菌的滋长和杀死霉菌，并有吸湿、收敛、消炎、止疼、生肌、加速伤口愈合和保护皮肤等多种功能，可用于治疗烧伤、烫伤、冻伤、创伤和下肢溃疡、小儿鹅口疮等症。例如，水火烧烫伤，用纯净的蜂蜜涂在患处，一天三次，能迅速减轻疼痛，减少渗出液，防止感染，促使伤处愈合；下肢溃疡，用纯蜜浸纱布条敷患处，隔日换一次，可加速痊愈。

其他方面，如用蜂蜜做成坐药，可治妇科阴道滴虫病；滴眼可治角膜炎；做美容剂和护肤膏，可以使皮肤细嫩光滑，并能消除面部皱纹。据报道，近代开展的器官移植术，蜂蜜也派上用场，用它可保存移植器官。

蜂蜜还是传统的中药炮制原料，常用作蜜炙或炼蜜为丸，不但是极好的矫味剂，还可以起"补中润燥"和"甘缓益元"的作用。

第五节 提高免疫力的调料

无论是家常美食还是饭店美食，都离不开调料，以增加菜肴的色香味，促进人们的食欲。其实，调料中含有很多营养物质，既可以促进人体调节能力、增强自身免疫力，还可以加速汗液分泌、控制自身血液的循环，对于很多病菌有抑制作用。

一、生命离不开盐

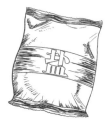

盐是人体不可缺少的物质。心脏没有它，会影响正常跳动；肌肉缺了它，会发生抽搐；胃里少了它，会引起消化不良；长期吃不到盐，人就会全身无力。

食盐的主要成分是氯化钠，还含有少量的钾、镁、钙等物质。人们吃盐是为了吸取其中的钠，钠在人体内可产生"渗透压"，能影响细胞内外水分的流通，维持体内水分的正常分布。体内缺了盐，胃酸就减少，因为盐是制造胃酸的原料。夏天出汗多，盐分可随汗水排出体外，如不及时补充，常可引起中暑。如因霍乱、食物中毒、急性肠胃炎等引起的呕吐、腹泻，体内水分和盐分损失过多时，酸碱失去平衡，患者可呈严重衰竭状态。此时，需要输入氯化钠溶液（一般称"生理盐水"），以挽回病情。

尽管生命离不开盐，但并不是多吃盐比少吃盐好。恰恰相反，盐吃得过多，反而有害。有人常喜欢吃太咸的东西，这并不好，因吃盐多了发渴，必然要多喝水，大量饮水会加重心脏和肾脏的负担。更重要的是，吃盐过多是引起高血压病的重要原因。研究者认为,有高血压家族史的人,每天吃盐应限制在3克左右,最多不宜超过5克。正常人每天需要钠0.5克,因此食盐3克即够。一些医学专家建议:人应从婴幼儿时期开始,就养成淡食的习惯,可以有效地防止高血压症。

我国是一个产盐丰富的国家,劳动人民不但很早食用盐,也常用盐来治病。祖国医学认为,食盐味咸性寒无毒,入肾经,兼入心、肺、胃三经,为除热润下之品,利用它的咸寒之性以走血,使热退而结通。在临床上很注意盐的炮制和用法,炮制方法和用法的不同可以起到不同的作用。例如,食盐味咸入肾经,服用补肾药物宜用盐汤送下;盐炒后入心、脾,故服补心、脾药物宜以盐炒为引;治胸膈胀满、欲吐不出者,可以食盐煎汤催吐。

现代医学也常用盐治病。例如大便秘结或习惯性便秘时,每天早晨喝一杯淡盐开水,可帮助大便恢复正常;腹部受寒痛时,把粗盐炒热装入布袋,敷于腹部,可驱寒止疼;当咽喉肿疼、口腔发炎时,每天用盐水含嗽数次,有消炎杀菌作用;在讲课、作报告或演唱前,用盐水含嗽咽喉,或喝杯淡盐水,有保护嗓子的作用,可避免声音嘶哑;在炎夏劳动出汗过多时,喝些含盐的饮料,可以防止中暑;皮肤生疮有脓水时,用盐水冲洗,可防腐杀菌,有利于疮口愈合。因此,即使在医院里,外科、皮肤科、眼科、五官科等的外用消毒剂,也少不了食盐水。日常生活中,用盐水浸洗水果、蔬菜,有消毒作用,可避免患肠道疾病。

二、难舍咸香的酱

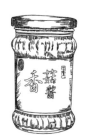

李时珍在《本草纲目》上说："不得酱不食，亦兼取其杀饮食百药之毒也。"古人认为酱经过发酵、曝晒，可去除食物中之毒，食物加酱可使五味和平，服药加酱可杀百药之毒，难怪自古以来酱为开门七件事之一。

酱、酱油、豆豉均含有蛋白质、糖类、氨基酸、脂肪、酶、维生素和钙、磷、铁等矿物质，有一定的营养，而且酱味鲜美，是烹调不可缺少的调味品。

酱及酱油性寒，有除热止烦、解药物及鱼、肉、野菜毒的功效。如遇毒虫、蜂螫伤，可用酱汁涂患处。发生汤烫火伤时，仓促间可用酱汁或酱油涂患处，能止疼。手指肿疼，可用酱油加入适量蜂蜜混合，加温，将患指浸入，一日数次，每次15分钟，可消炎、止疼。

豆豉是我国许多人爱吃的一种豆制食品，用它当佐料炒出的青菜别有一番风味。把豆豉盛在碗里，上面铺一层肉末，再撒上葱花、姜末、辣椒，上屉蒸熟，很调胃口。

豆豉是用黄豆或黑豆做原料，经过洗涤、浸渍、蒸煮后冷却，加入曲菌，发霉后放入缸中发酵、盐渍，最后取出淋洗、晒干。

有的地区加辣椒，又称为辣豆，不加辣椒的称为豆豉，按加盐与否，分咸淡两种。

据报道，经常食用豆豉有十大好处：助消化、防疾病、减慢老化、增强脑力、提高肝脏解毒功能、防治高血压、消除疲劳、预防癌症、减轻醉酒、解病痛等等。

豆豉在我国自古入药，历代医书均有记载。中医处方称为淡豆豉、炒香豉、清豆豉，因炮制方法不同，有的性寒，有的性微温。豆豉有解表清热、透疹解毒的功效，适用于风热头痛、胸闷呕吐、痰多虚烦等症。一般认为，豆豉如不与其他药物共同炮制，其透发力甚弱，并无发汗作用。如用青蒿、桑叶同制，则药性偏寒；如用藿香、佩兰、苏叶、麻黄同制，则药性微温。豆豉除同其他药物同制外，应用时也常和葱白、连翘、薄荷、荷叶等配伍使用。

应用豆豉治病较早的是张仲景，他在《伤寒论》中运用豆豉（酱）的组方有"栀子豉汤"（栀子、豆豉、生姜）和"栀子甘草豉汤"，以治疗虚烦不眠、胸中烦满等症，有很好的效果。李时珍认为豆豉"能升能散。得葱则发汗，得盐则能吐，得酒则治风，得薤则治痢，得蒜则止血，炒熟则又能止汗"。

家庭中自制的豆豉营养价值较高，既是常用的调味品，必要时亦可作药用。如伤风感冒时，可抓一把与大葱、生姜同煎，趁热服下，出汗即愈。服药过量不适或过敏者，可用豆豉一把，煮汁饮之可解。

三、五味调和醋当先

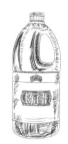

醋是日常生活不可缺少的调味品，人们常说的"酸、辣、苦、甜、咸"，是以醋为首的。由于醋香味美，从古到今为人们所喜食。

醋中主要含有醋酸，此外还含有乳酸、葡萄酸、琥珀酸、氨基酸、糖分、甘油、醛类化合物和盐类等，也含有微量的酒精。因此，醋能产生少量的热能。由于醋在制作中发酵时间长，醋化温度高（在40℃以上），因而各种微生物在其中发生着复杂的生物化学变化，给醋带来了特殊风味。如果把它密封起来，经过几年味道就更好，老陈醋就是如此。

醋在生活中的用途很多，炒菜时加点醋可使蔬菜中的维生素免受损失。醋还能溶解植物纤维和动物骨质，烧鱼烧肉时放些醋，不但可解除鱼腥，使肉烂味香，而且可溶解食物中的钙质，更易被人体所利用。人们还常用醋浸渍食物，不仅增加了食物风味，还有防腐作用。醋的酸度比较大，许多微生物不能在醋中生存，但也有些霉菌利用醋中少量的成分而顽强繁殖，所以盛醋的容器必须密闭塞紧。值得注意的是，烹调用的器具不能用铜制的，因为醋能溶解铜，引起"铜中毒"。

除了调味作用外，食醋可使胃液增加，促进食欲，帮助消化。不论是炎热的夏天，还是严寒的冬天，食醋都会给人带来好处。

因醋的主要成分是醋酸，有很好的抑菌和杀菌作用。所以，夏秋天吃凉拌菜，放醋不但味鲜可口，还可帮助灭菌，对预防肠道疾病有益。冬春季，食醋对呼吸道疾病又有一定的防治效果。据调查资料表明，酿醋工人得呼吸道疾病的人很少，道理就在于此。

自古以来，食醋就作为药用。古罗马的民间医学中广泛应用醋来治疗创伤。中世纪时凡是因患烈性传染病而死的人，死者用过的钱币、金属饰物等都用醋泡过再使用，以防传染。可见，在古代，人们就知道醋在防治疾病方面的作用了。在我国，民间验方常用醋治疗腮腺炎、体癣、灰指（趾）甲、胆道蛔虫、毒虫叮咬、腰腿疼等症，都有一定的效果。用醋浸泡花生米，让患者食之，还有降低血压和降低胆固醇的作用。醋不但可作为药引子应用，还用于中药的炮制，如醋炙等，以改善药物性能，增加疗效。

四、茶：绿色的金子

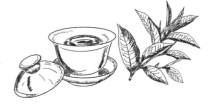

我国是茶叶的故乡，是世界上最早种茶和饮茶的国家。茶叶被各国人民誉为"绿色金子"，现在已成为世界三大饮料之一。我国茶叶的品种多、质量好，以茶叶外形和茶质的特点可分为红茶、绿茶、青茶、白茶、黑茶等六种，各种名茶又有各自的特点和风味。

茶叶历来被人们视为延年益寿之品。据古籍记载，唐开元年间灵岩寺的和尚坐禅，要禁食不眠五十天，每日以饮茶来维持体力。此说的真伪如何，姑且不论。但以现代科学分析，茶叶中含咖啡因和芳香油，有兴奋神经的作用，故可以提精神；茶叶还含有维生素 B_1、B_2、C、P、脂肪和矿物质等，可以给人体补充一些养分。

茶叶除供日常饮用外，自古以来就作为药用，历代医药学家对用茶治病有不少论述。概括起来，古代医药学家认为茶叶有治痢、降火、解毒、清热、消暑、消食、利尿、强心等功效，这些都为现代医学所证实。

据研究，茶叶可用于治疗下列疾病：

防治高血压、冠心病。茶叶中的儿茶酸和维生素 C 和 P，可增强血管的柔韧性、弹性，降低血中胆固醇，防止脂肪在肝脏积累和防治动脉硬化，并能够防治高血压、冠心病、心功能不全症和脂肪肝。用茶叶治疗冠心病的方法是：老茶树根（茶树的粗根）洗净，切片，每日30~90克，加适量的糯米酒，入砂锅中，加水，用文火（慢火）煎二次。取二次浓汁，每晚睡前温服，30天为一疗程，4~5个疗程即可。该药味苦，但禁止加糖。平时用绿茶、干山楂片适量泡茶喝，可增强心脏功能和降压。

防治高山不适。居住在高山地区的少数民族，每天像吃饭一样离不了茶叶。他们食肉类较多，饮茶一方面可帮助消化，另一方面还有增强人体对低气压的适应能力，防止因气压太低出现气促现象。从事地质勘探、经常在野外山区工作的人，喝茶也非常有益。

防治中毒。茶叶中的单宁酸能与金属或碱类物质结合,使其沉淀,有延迟人体吸收毒物的作用。如不慎误服砒霜或吃药过量而中毒时,未送医院前可饮浓茶,以推迟毒物发作时间,并可使部分毒物排出体外。

茶叶对有吸烟、饮酒嗜好的人有益,可解烟毒和酒毒。茶叶的鞣质可使尼古丁沉淀,从尿中排掉。饮酒时同时饮茶,不但可解酒毒,还可避免喝醉。另外,浓茶、食醋各一杯,混合服用,还可治轻度煤气中毒。

防治肠道疾病。茶叶中的单宁酸和其他成分,有减慢肠蠕动、防止肠内毒素吸收、抑制痢疾和伤寒杆菌作用,可用于防治痢疾、腹泻等症。方法是:茶叶2克,用水一碗,煎浓茶服下,一日3次;或用浓茶一杯,醋少半杯,混合,一次喝下,一日3次;还可用茶叶、荠菜花各半两,浓煎,一日3次,饭前服用。

防治皮肤与口舌生疮。茶叶有消毒杀菌、使伤口愈合的作用。皮肤生疮、溃烂、流脓流水的,可用浓茶冲洗后再换药,能去腐生肌;治黄水疮,可用绿茶、五倍子各等量,共研成细末,再加少许冰片,洗净疮面后,将其敷上,每日一次;治口舌生疮,除用浓茶漱口外,可将适量绿茶、白矾、食醋一起捣匀,敷在足心的"涌泉穴"上,效果很好;嘴里有了炎症或消化不良,易产生口臭,吃了葱、蒜也可产生口臭,前者可用浓茶含漱,后者可用茶叶一撮,放口中嚼一会,即可除味。

防治膀胱炎和尿道感染。茶叶对肾盂肾炎、膀胱炎和尿道感染有辅助治疗作用,病发时马上喝几杯茶,很快就会缓解。用药物治疗时，每日可多饮一些茶。

提精神、助消化。茶叶中的咖啡碱和芳香物质是兴奋剂，能使大脑兴奋、心跳加强、血流加快、消化液增多、肾的滤尿功能增强，这就是饮茶能够提神、解乏和助消化的原因。在吃了肉、鱼等油腻食物后，喝杯茶就觉得舒服。

治结核、防癌症。茶叶中含有一种硅酸，可促使肺结核病变部位形成瘢痕，制止结核杆菌扩散，对结核病有辅助防治作用。硅酸还能使白细胞增多，对增强人体的抗病能力和白细胞减少症都有好处。茶叶中的有效成分还能捕捉、吸收进入人体的放射性物质——锶^{90}，防止锶^{90}对人体的损伤。

最近科学家研究认为，饮茶还有防治癌症的作用：茶叶中的某种成分经过血液循环，可防治全身各个部位的癌细胞，对血液的癌症——白血病也有一定的控制作用。

茶叶对人体的好处很多，但也要注意饮用适当。失眠与高血压患者，睡前不宜饮茶；产妇与有习惯性便秘的人也不宜饮茶；服中药人参、党参等补药和服西药奎宁、铁剂、麻黄素、阿托品等药时不要用茶水送服。

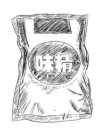

五、味精：鲜味的精华

味精又名味素，学名叫谷氨酸钠。味精是食物的有效调味品、助鲜剂,它能给予植物性食物以鲜味,给肉类食物以香味。人们称之为味精,意即鲜味之精华,这个名字是名副其实的。因为它的鲜味极为强烈,即便用水稀释到3000倍,仍可品到鲜味,而白糖稀释到200倍就尝不出甜味了。

味精的使用也有讲究。味精在酸性液中鲜味能得到充分发挥,鲜味极强。但在碱性液中,谷氨酸钠会变成谷氨酸二钠,不但鲜味减小,而且有异味。味精不耐高热,如在120℃的高温中,谷氨酸钠由于失去水分而变成焦谷氨酸钠,就没有鲜味了。因此,在爆锅沸油、沸液中不宜加味精,而在菜或汤出锅前后加入最好。

科学实验证明,味精对人体有益无害。谷氨酸是氨基酸的一种,对人体有一定的滋补作用。味精所含的谷氨酸95%以上能被人体吸收,形成人体组织中的蛋白质。味精还有解除血液中氨中毒的作用。肝脏有病时,肝功能受损,不能将门静脉中带来的氨综合成尿,致使血中含氨量增高,引起氮代谢紊乱,导致肝昏迷。而谷氨酸能与血液中的氨结合,生成无害的谷氨酸胺,降低血液中的氨含量。因此,临床上谷氨酸可用于肝昏迷恢复期、严重肝机能不全、肝炎等症。

谷氨酸也是脑组织的重要能量来源,特别是在葡萄糖供应不足时,谷氨酸就会发挥它的巨大作用。大脑消耗的氨基酸主要是谷氨酸,谷氨酸能增强大脑记忆力,还有利于解除大脑的疲劳。因此,谷氨酸可作为神经病患者的中枢神经的滋补剂。连续服用谷氨酸可以改善智力不足或儿童的智力发育,还可以改善脑血管出血后遗的记忆障碍,对于大脑发育不全、癫痫发作、神经衰弱和胃溃疡、胃液缺乏等症,都有辅助治疗的效果。味精与葡萄糖一起服用,对大脑会起良好的作用。

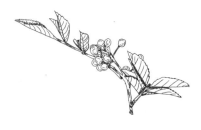

六、别具风味说花椒

花椒是日常应用最多的调味佳品,炒菜、炖肉都少不了它,内含挥发油及川椒素、不饱和有机酸、皂素等。

李时珍说:"秦椒,花椒也。始产于秦,今处处可种。"花椒以四川出产的为最好,称为"蜀椒"或"川椒";以实大、色红、气香者为佳,种子叫"椒目",果皮叫"椒红",均作药用。

根据祖国医学记载,花椒属辛温类药,性热有毒,功能温中止泻、燥湿杀虫、除六腑寒冷、暖胃止痛等,主要适用于胃部及腹部冷疼、呕吐、腹泻等症。因花椒油能使蛔虫中毒,所以也用为驱蛔虫剂,外用煎水治疗湿疹、皮肤瘙痒、脚气等有效。用川椒10克、白酒30毫升,浸泡十天,用棉球蘸花椒酒塞龋齿蛀洞内止疼,效果显著。

椒红可用来健胃、驱蛔,而椒目则为利尿剂,功能行水平喘,适用于慢性浮肿、腹水、心脏病水肿、膀胱炎、小便不利等,古方"己椒苈黄丸",就是采用椒目作逐水药。

据报道,花椒对炭疽杆菌、溶血性链球菌、白喉杆菌、肺炎双球菌、金黄色葡萄球菌、大肠杆菌、伤寒杆菌、绿脓杆菌和部分皮肤真菌，均有明显的抑制作用。根据动物试验，少量持续服用花椒，可促进新陈代谢方面的腺体发育，多量则可促进有关生殖的腺体发育。证明古人对花椒"温阳补肾"作用的认识是正确的。

七、胡椒妙用成良药

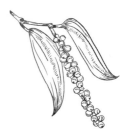

胡椒，原产印度，亚热带各地均有栽培，以印度尼西亚和越南产量较多。现在，我国海南岛亦有出产。

胡椒分黑、白两种，黑胡椒是未成熟的、受伤的和自落的果实，是没有经过加工去皮的产品，干燥后外皮皱缩变成黑色；白胡椒是种仁饱满、成熟得好的果实，是经过加工去皮而成的，颜色是白的。黑胡椒气味较淡，白胡椒气味峻烈，价钱以白者较高，药用也以白者为上。

胡椒能温中散寒，属辛温类药，中医常用以治疗腹疼、反胃、食欲不振、牙疼等症。现代医学认为，胡椒有健胃、解热、利尿等作用，服小量有增进食欲的作用；服大量，则刺激胃黏膜，使之充血，并可作支气管黏膜刺激剂，还能解鱼、蟹、蕈等引起的食物中毒。胡椒之所以有这些功用，是胡椒内含有胡椒辣碱和胡椒辣脂碱及挥发性芳香油的缘故。

胡椒不但作药用，也是一种很好的调味辛辣香料，人们吃素饺子、酸汤面时常喜欢加少许胡椒粉以增味。胡椒粉是胡椒磨碎的产品，也可用它做辣酱油，夏天食用可以去暑，冬天食用可以去寒、通气。

在用胡椒方面，李时珍深知其利弊，他在《本草纲目》中说：胡椒性辛热，适用于肠胃因寒湿引起的病症。如果是热性病，则不宜用，因可动火伤气。他接着指出："时珍自少嗜之，岁岁病目，而不疑及也。后渐知其弊，遂痛绝之，目病亦止。"这是李时珍自己的亲身体会，说明胡椒性热只适用于寒症和虚症，热症和内热火旺者应忌用。

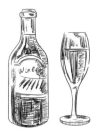

八、健康与酒

常言道："无酒不成席"。每逢过年过节招待亲朋时，沽酒欢叙，可增加情谊和欢乐气氛。

适量饮酒能舒张血管，刺激胃壁，增加消化液的分泌，故饭前饮少量酒，可健胃祛风，增进食欲；晚上睡前小酌，可消除肌肉紧张所致的疲劳，有助于睡眠。

医学研究认为：酒中主要成分是酒精（乙醇），饮后有兴奋作用，可使血管扩张，血液循环加强，故能兴奋精神、解除疲劳；酒对味觉、嗅觉的刺激可增加呼吸量和增进食欲，还可以使体内过高的温度得到放散。

据研究证明,每天饮用不超过一两左右的白酒,有助于减少冠心病引起死亡的危险性。这是因为酒精能增加血液中的高密度脂蛋白,并减少低密度脂蛋白,这就可减少由于脂肪沉积而引起血管阻塞的机会。

酒类中啤酒的含酒精量低,所以喝啤酒不但不易醉人,适量喝些对身体健康还有好处。因为啤酒含有糖类、多种维生素及叶酸、烟酸、本多生酸、泛酸钙和氨基酸等,被人誉为"液体面包"。饮适量的啤酒能增进食欲,帮助消化,促进心脏的功能,消除肌肉疲劳。啤酒中还含有可杀死葡萄球菌和抑制结核杆菌的物质,患有高血压、心脏病、肠胃病、肾脏病、肺病、脚气病、消化不良与神经衰弱的人,喝啤酒还有治疗作用。

酒除作饮料和调味品,在医药上的用途比较广泛,是一种良好的药物。祖国医学认为:酒为水谷之气,性热,入心、肝二经,可以畅通血脉、散瘀活血、祛风散寒、消冷积、医胃寒和健脾胃。酒还广泛用于炮制中药,以增强药效,并作为药引使用,特别是各种药酒是我国特有的。药酒是含有某种中药有效成分的酒,使用酒的目的是借酒的辛温行散之性,以活络通经。所以,大部分药酒是用来医治风湿疼、关节疼、四肢麻木等症,现代用的内服酊剂也都含有酒精的成分。晕倒、虚脱时,在缺少其他药物的情况下,灌一杯烈性酒,可兴奋呼吸中枢,使病人苏醒。所以,酒也用于急救。

除内服外,酒精在外科消毒、杀菌方面也有卓越的作用,如皮肤消毒、器械消毒和外用药水都少不了酒精。此外，用50%的酒精给高热病人擦身，可以帮助退烧；用于擦久卧病人的皮肤，可去汗腻，促进局部血液循环，防止褥疮。

九、给生活加点糖

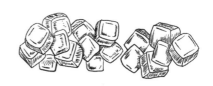

人一离开母体来到世上就和糖结下不解之缘，因为母亲的乳汁里就含有乳糖，每天吃的米、面等淀粉食物里含有糖，水果、蔬菜里面也含有糖，更不用说专门吃的各种糖了。

糖也是个大家族，它的成员分成三支：第一支为单糖，包括葡萄糖、果糖、半乳糖，第二支为双糖，包括蔗糖、麦芽糖、乳糖，第三支为多糖，包括淀粉、纤维素、糖原。市场上出售的白糖、红糖和水果糖，是从甘蔗或甜菜中提炼出来的，主要成分都是蔗糖。

各种糖都有一定的医疗作用。中医认为红糖性温味甘，入脾，具有益气、缓中、化食之功，能健脾暖胃，还有止疼、行血、活血、散寒的效用。妇女经期受寒、体虚或瘀血症，如行经不利、腰酸小腹疼、月经暗红有血块等，喝些热红糖水有显著效果。

白糖、冰糖与红糖的效用不同，它们多在清热、消炎、降火气时应用，如咽喉肿疼、口腔发炎、肺热咳嗽等。近年来，国内外用白糖治疗皮肤溃疡和创口等，获得很好效果，适于感染的手术切口、外伤伤口、脓肿切开后的疮口以及下肢慢性溃疡等。据报道，有些阑尾穿孔致腹膜炎的病人，手术切口感染，经用多种方法换药及清创手术均不收口，后改用白糖上创口，经十多次即愈。有些脚趾溃疡，采用白糖换药，也很快痊愈。白糖之所以有这种特殊作用，是因为白糖能改变伤口的酸碱性，促进上皮细胞产生生理刺激，供给伤口营养；并使患处的血液循环加强，使细菌不能繁殖；加上酸性环境改变了局部的渗透压，促进了组织细胞的生长，使伤口加快愈合。

糖类中用于医疗最多的是葡萄糖，它在现代医学中占有重要地位。口服和注射用葡萄糖广泛应用于临床治疗，往往一瓶或一支葡萄糖液可挽救病人生命。葡萄糖注射后可直接供给热能，营养全身和心肌并有强心、解毒及利尿作用，常用于呕吐和腹部手术后不能进食的重病人。对于某些病的血中毒和黄疸、慢性关节炎等病的尿中毒，注射葡萄糖可以解毒。有些高烧病人也需要输入葡萄糖液，一方面可供给营养，另一方面促进体内的毒质排泄。高渗葡萄糖溶液有减低脑压增高的作用，常用于各种脑压增高的病症。至于口服葡萄糖，常作为营养滋补剂，用于小儿发育迟缓、营养不良、肝炎和重症病人、慢性病人。

在市售的水果糖中，如高粮饴、软糖和酥糖、芝麻糖、糖稀等都是麦芽糖。这种糖为中医所常用，有补虚冷、健脾胃、润肺止咳的作用，古方多用于补中益气，主治虚劳腹疼。如患胃及十二指肠溃疡，胃疼不止，用温开水化饴糖二匙服下，可缓解胃痛。将饴糖拌红皮萝卜放置一夜，溶成糖水后饮服，治咳嗽喉疼甚效。

糖虽为生命不可缺少的物质，又有一定的医疗价值，但食之不当也可致病。国内外医学家所公认的因糖可致的疾病有肥胖症、动脉硬化症、消化不良、胃酸过多、糖尿病和龋齿等。

也有些人天真地认为，吃盐对高血压有害，于是吃了咸食后就再吃些糖或糕点，以冲淡盐分。殊不知，这样一来会受到两方面的危害，既会招致血压升高，也会使身体发胖，至于上面所说的因糖可致的疾病的患者，就更不宜吃糖了。

十、厨房葱事

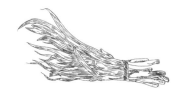

葱既是蔬菜，又是调味佳品，虽然用量不多，但荤素菜肴都少不了它。饭菜中如果有葱加入，可增加香味，去腥除膻。除用于烹调外，葱亦可生食，山东人吃烙饼卷大葱另有一番风味。

大葱含有丰富的营养物质，如蛋白质、脂肪、糖、维生素、胡萝卜素和钙、镁、铁等矿物质。据现代药理研究，大葱能刺激汗腺，有发汗解表作用，并能促进消化液分泌而有健胃功效。它的辛辣香气是由于它有一种叫"硫化丙烯"的油脂性挥发液。把葱切碎时，这种气味能刺激眼睛流泪。葱的杀菌作用来自葱素，又称植物杀菌素，特别是葱的茎部（俗称葱白）所含的这类化合物比葱叶高五倍以上，中医治病多用葱白可能与此有关。冬季呼吸道传染病和夏季肠道传染病流行时吃些生葱有防治作用，如果要消灭口腔中的病菌，只要嚼食一株葱便足够了。

明代著名医药学家李时珍曾明确断定葱"性味辛平、甘温，能治寒热外感和肝中邪气"。葱叶、葱白、葱汁、葱根须和葱花都可作药用。葱叶能利五脏，益眼睛，疗水病足肿。将葱白连叶捣烂与蜂蜜调和敷下腹部可通小便，葱叶煎汤洗渍可消湿气足肿。葱白可"除风湿身痛麻痹、虫积、心病、妇人妊娠溺血"，如遇伤风感冒，用葱白二两、淡豆豉一把，煎汤服之，出汗即愈。用葱白和蜂蜜共捣成糊状剂，敷患处，治疗急性皮肤化脓性炎症有满意效果。葱汁能"散淤血、止衄、止疼，治头疼耳聋、消痔漏，解众药毒"。葱根须有"疗饱食房劳、血渗入大肠、便血、肠癖成痔"的功效。

大葱由于它的上述种种贡献，其身价已大大超过烹调范围，而走上为人类立新功的道路。

十一、一片姜保安康

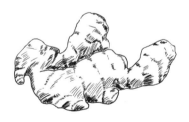

生姜，一年四季都在市场上和厨房里露头，不论荤菜素菜，都可从中找到它的踪迹。

自古以来，人们就知道姜可以治疗多种疾病。生姜内含挥发油、姜辣素及淀粉、纤维等，挥发油中含姜油酮、姜醇、姜酚、桉叶油精等。这些成分不仅可调味，也可用作医药和提取香精的原料。生姜及其汁、皮都是常用药材，应用时多将生姜加工，炮制成"炮姜""煨姜""淡干姜"等。姜的功效因其加工不同，作用也不一样，如生姜微温，可发汗解表、温中止呕；干姜辛热，可温中散寒，除脾胃虚寒；炮姜味苦辛，性大热，可温经止血、通心助阳；煨姜辛温，可温中止泻，治胃腹冷痛；姜汁微温，可化痰镇咳，止恶心呕吐；姜皮辛凉，可利尿消肿。

为什么同是姜中之物，效用却又有所不同呢？因姜中所含的化学成分，经过加工炮制受热和处理后，其中有些成分挥发了，药性自然改变，而且姜汁和皮所含成分与全姜不一样，因此疗效自然不同。

生姜之所以能驱风寒，是因姜味辛，辛主散，故能祛风散寒。人受了风寒以后，身体抵抗病菌的能力较差，侵入肌体内的病菌会兴风作浪，使人头痛、发烧、咳嗽。伤风感冒显然是受了风寒，那么只要去掉风寒，病就会好。生姜之所以有发汗作用，是因姜中含有"姜辣素"。它对心脏和血管都有刺激作用，能使心脏加快跳动，血管扩张，血液流动加速，从而使全身产生温热感觉；同时流到皮肤去的血液增多，促使身上的汗毛孔张开，从汗毛孔渗出来的汗也多了。流出的汗不但把多余的热带走，还把病菌放出的毒素排出体外。所以，人受了风寒，民间常采用姜汤发汗治疗，是有科学道理的。

中医碰到脾胃虚寒的病症，经常要在药方中配用姜，因姜能温中散寒，是胃肠道祛寒除湿的良药。人体脾胃虚寒则减低正常消化吸收能力，可产生呕吐、腹泻或胸腹作痛，此时宜用温热的药物使之恢复正常。吃姜时,姜辣素首先刺激舌头上的味觉神经,使人们感到有股辣味;之后又刺激胃肠黏膜上的感受器,通过神经反射促使胃肠道充血,消化道蠕动增强,消化液分泌旺盛;又能刺激小肠,使肠的吸收能力加强,从而可起到健胃、止呕的作用。

生姜还具有温经散寒的作用。妇女产后气血多虚,经冷瘀血多,民间常以生姜、芝麻油炸煎食用,以温经散寒,祛瘀血而营新血,这对产后健康有好处。古时,生姜常用于外科灸治,能拔引郁毒,透通疮窍,使内毒外发,是外科的一种常用疗法。同时,因姜有芳香开窍的作用,也可以作为敷剂,借药性而行血气,使气血运行旺盛而驱散毒气。此外,生姜还能解鱼蟹中毒和半夏、天南星等药物中毒。

生姜的药性辛温,不能食用过多,过多可造成口干、喉疼、便秘等症状。生姜只能在受寒的情况下适用,如果受寒后突出的是喉疼、喉干、大便干燥,就不宜用生姜。

民间和家庭自疗中,生姜是最方便的药物。如遇伤风感冒,可把一块大拇指般大的生姜切成片,白萝卜半斤切片,加红糖适量,煎汤,趁热喝下即效。恶心呕吐时,将生姜捣烂,挤出姜汁,用开水冲服十滴即可。如果胃腹受寒疼痛,可用干姜一块切碎,加红糖一两,煎汤服下,可去寒止疼。冬天防治冻疮,可把生姜捣烂泡入酒中,搽患处。头上脱发,用生姜擦头皮,可刺激头发再生。妇女月经来时腹部不适,可取鲜姜、红糖适量,烧碗姜汤喝,即可缓解。生姜还有预防晕车作用,有晕车史的人可在乘车前切一片生姜敷在"内关穴"(男左女右),用手帕包扎住即可。

十二、吃蒜的学问

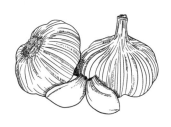

大蒜是一种很好的蔬菜和调味品,不仅味道鲜美,荤素皆宜,连那绿色的蒜苗和初夏的蒜薹都是人们爱吃的。至于用于治病,那更是历史悠久。现在,冬春季节呼吸道传染病、夏秋季肠道传染病流行时,多在用饭时吃生蒜来防治。

大蒜的医疗作用并不限于消炎、杀菌,还有降脂、降压、降血糖等作用。科学家用大蒜治疗80例高血压患者,血压都获得稳定下降,这是因为大蒜中含有一种"配糖体"起降压作用。大蒜还可以降低人体中的胆固醇,对防治心脏病有奇效。因为血脂过多的人常因脂肪阻塞而引起心脏病,大蒜却起到清除这些脂肪的作用。

大蒜还可促进胃酸分泌,胃酸减少和胃酸缺乏的患者宜常吃蒜。大蒜内服可治疗铅中毒,给十五名铅中毒患者服一定量的大蒜后,有十四人的尿铅降至正常值之下。大蒜还可以和维生素B_1产生一种叫"蒜胺"的物质,此物质比维生素B_1的作用更强。

据科学资料报道,大蒜可列入防癌的食物中,因为大蒜中的脂溶性挥发油等有效成分可激活巨噬细胞的功能,加强免疫力,从而增加机体的抵抗力。有人还将肿瘤细胞在新鲜的大蒜提取液中加以处理后制成"疫苗",注射到实验动物体中,结果全部未发生肿瘤。对小鼠饲以大蒜，可抑制乳腺瘤的发生。因此，大蒜的防癌作用很值得研究。

现代医学科学实验告诉我们，本领高强的大蒜含有大蒜素和大蒜新素，是杀灭病菌的有效成分，对痢疾杆菌、大肠杆菌、伤寒杆菌、结核杆菌、白喉杆菌、炭疽杆菌、霍乱菌、沙门氏菌属、葡萄球菌、黄癣菌、白癣菌、阴道滴虫、蛲虫、立克次氏体等都有很好的杀灭或抑制作用。科学家们发现，大蒜汁能在三分钟内杀死培养基里的全部细菌；即便在1∶15的大蒜液中，各种病菌在5~10分钟内也会全部完蛋；把大蒜嚼食几瓣，可把口腔中的全部细菌消灭。因此，医生称大蒜是"天然的广谱抗菌素"，群众说它是"地里长出来的青霉素"。

大蒜虽有许多用途和好处，但一次不能吃过多，有些人不宜吃大蒜。中医认为大蒜辛温，多吃可动火、耗血、有碍视力，凡阴虚火旺症（常出现面红、午后低烧、口干便秘、烦热口渴等）者宜少吃或不吃，凡患胃及十二指肠溃疡或慢性胃炎、胃酸过多的人最好不吃。

第五章

健康搭配食谱增强免疫力

我国自古就有"药食同源"之说,正如《本草求真》所说:"食之入口,等于药之治疗同为一程,合则于人脏腑有益,而可祛病卫生。"下面将为您介绍一些提高免疫力的食疗方法,让您在享受美食的同时祛除疾病,变得一身轻松。

> 贴心的我已经为你们搭配了一些健康食谱,美味又营养,马上试试吧

第一节　保健药膳

作为保健食补用途的药膳,秉承了中国传统"医食同源、药食并用"的医理。以天然草药和食物作为原料,经过烹饪加工制成膳食,不仅可以满足人们的口腹之欲,而且具有很高的营养价值,在祛病强身、延年益寿方面也有很大贡献。

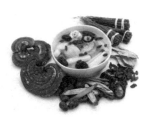

❖冬虫夏草炖乌鸡❖

【材料】

乌骨鸡300克,冬虫夏草113克,枸杞20克,植物油适量。

【调味料】

盐1小匙，料酒40克。

【制用方法】

1. 乌骨鸡切片、洗净，放入热水中汆烫约2分钟，捞起、冲洗干净。

2. 冬虫夏草用温水略泡3分钟，清洗干净，连同所有材料一起放入炖锅中，加入开水约500克，盖上盖子，移入蒸锅中，以大火烧开，转慢火炖约3小时，加入调味料炒拌均匀即可。

【免疫贴士】

冬虫夏草可增强身体的免疫能力，改善体质，有效填补精气不足、延缓老化，并且具有抗菌、消炎、促进新陈代谢和调养身心的作用。

【膳食功效】

冬虫夏草炖乌鸡能有效刺激免疫活性，故食用可以调节人体的免疫功能，十分适合本身抵抗力较弱的人食用。

【饮食宜忌】

患有前列腺炎或一般感冒时，最好停止食用冬虫夏草。

❖ 灵芝黑枣香菇排骨 ❖

【材料】

灵芝38克，排骨250克，黑枣8颗，香菇6个，姜2片。

【调味料】

盐1小匙，料酒1小匙。

【制用方法】

1. 灵芝洗净、切片；排骨放入滚水中汆烫、捞出，沥干水分；黑枣、香菇分别以温水浸泡，取出、洗净。

2. 将所有材料及调味料均放入大碗中，盖上盖子，放入蒸锅，以沸水大火烧开，改中火炖约 2 小时即可。

【免疫贴士】

灵芝能促进机体细胞生长，可调节自身免疫系统以减少过敏症状的发生，具有活化细胞、加强新陈代谢、强化身体免疫力的作用。

【膳食功效】

这道菜品具有刺激免疫细胞、抗病毒的功效，能提升免疫力、抑制有害细胞生长，有清血、解毒、保肝、强心的作用。

【饮食宜忌】

接受器官移植的患者，或是手术前后数日的病人不宜食用。

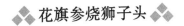花旗参烧狮子头

【材料】

花旗参 30 克，猪肉 250 克，蒜泥 1 大匙，豌豆苗 120 克，蛋黄 1 个，葱末 1 小匙。

【调味料】

A 料：淀粉、鸡精各 1/2 大匙。

B 料：陈醋 40 克，香油、鸡精各 1/2 大匙，糖 1 小匙，蚝油、酱油各 1 大匙，清水 450 克。

【制用方法】

1. 将花旗参、猪肉切碎，加入蛋黄及 A 料，以手搅拌至起劲，分别搓成 4 个丸子，再撒上适量淀粉，放入热油中炸熟，取出。

2. 豌豆苗洗净，略炒后放入盘中。

3. 锅中放入 1 大匙油烧热，爆香蒜泥，放入调味料 B 料及猪肉丸略炒，盖上锅盖，以慢火煮约 10 分钟，取出，放在豌豆苗上，撒上葱末即可。

【免疫贴士】

花旗参又称"西洋参"，对于呼吸道及肺部有补气生津的功效，并可缓解脑部疲劳，帮助体力恢复，抵御细菌的侵犯，有效提升免疫力。

【膳食功效】

此菜具有滋润皮肤、滋阴补气和增强体力的功效，补而不燥，美味又营养。

【饮食宜忌】

花旗参含有抗脂肪分解的物质，能抑制体内脂肪的分解，促进组织器官的脂肪增生。因此，患有高血压、动脉硬化的人不宜经常食用。

❖ 红枣百合炒豌豆苗 ❖

【材料】

红枣 10 颗，鲜百合 75 克，豌豆苗 250 克，清水 400 克，糖 100 克，蒜泥 1/2 小匙。

【调味料】

A 料：盐、鸡精各 1/2 小匙，料酒 1/2 小匙。

B 料：香油 1/2 小匙。

【制用方法】

1. 将百合放入滚水中余烫约 1 分钟，捞出，豌豆苗洗净备用。

2. 锅中倒入 1 大匙色拉油烧热加入蒜泥略炒，放入豌豆苗、A 料及清水，快炒至豌豆苗变软，捞起沥干，盛入盘中。

3. 红枣去核、洗净，放入锅中加入糖及水，以慢火煮约 10 分钟，捞起，再用炒锅将烫好的百合略炒一下，放入红枣拌炒均匀，淋入 B 料，放在豌豆苗上即可。

【免疫贴士】

红枣是增加人体免疫力、抗衰老的补品，具有滋润心肺、止咳、补养五脏的功效。中医认为，红枣益气养血，能调百味，又能健脾保肝、消除疲劳，长期食用可延年益寿、养血安神。

【膳食功效】

这道菜能补中益气、养血安神，促进细胞生长，帮助排除体内毒素，保护肝脏。

【饮食宜忌】

因为枣核能滞气，所以食用红枣前应事先除掉枣核，才不会导致胀气。

❖ 枸杞瑶柱鲜虾蒸豆腐 ❖

【材料】

枸杞 8 克，瑶柱 20 克，鲜虾仁 150 克，鸡蛋清 1/2 个，豆腐

1盒。

【调味料】

A料：料酒1大匙。

B料：淀粉1大匙，盐1小匙，香油1/2小匙。

C料：糖1大匙，酱油75克，蚝油1/2大匙，水120克。

【制用方法】

1. 枸杞用A料浸泡20分钟，再放入锅内略煮，捞起；豆腐切块备用。

2. 虾仁洗净，擦干水分，一半与枸杞、瑶柱一起用刀拍碎，加入鸡蛋清和B料搅打至有黏性，酿在豆腐上；另一半去沙线，从背部轻划一刀放在虾仁酿豆腐上。

3. 将虾仁豆腐放入蒸锅以大火蒸约10分钟取出，淋上煮滚的C料，以枸杞点缀即可。

【免疫贴士】

枸杞具有降血糖、降低胆固醇的功效，并可促进血液循环和造血功能，使白细胞增多，防止动脉硬化，预防肝脏内脂肪的堆积。同时，也可促进体内的新陈代谢，提升自身免疫功能。

【膳食功效】

此菜滋补养阴，作为家常菜不仅造型美观，而且具有安定神经、增强免疫力的功效。

【饮食宜忌】

枸杞对于温热体质者的补益效果极强。若患有高血压、性情过于急躁或平日吃肉较多而面泛红光的人，最好不要经常食用。

川芎蛋

【材料】

鸡蛋 6 个，川芎、参须各 75 克。

【调味料】

五香粉 30 克，盐 40 克，酱油 150 克，糖 80 克，水 800 克。

【制用方法】

1. 鸡蛋用滚水慢火煮熟，取出。

2. 轻轻敲裂蛋壳，不要全部敲破，放回锅中，加入调味料及川芎、参须，以慢火煮约 2 分钟熄火，泡 3~4 小时即可食用。

【免疫贴士】

川芎香气浓郁，抗菌效果极佳，有强身活血、祛风止痛、改善体内循环及安定神经的功效，并能提高免疫力。

【膳食功效】

川芎蛋能改善血液循环及抑制血小板凝聚，对冠状动脉硬化、心脏病所引起的心绞痛有疗效，抗菌效果极佳。

【饮食宜忌】

患有子宫肌瘤、子宫内膜异位症或月经过多，以及孕妇、出血症者应停用。

川芎红枣烩鱼头

【材料】

大麻哈鱼头 1/2 个，川芎 12 克，红枣 10 颗，姜片 10 片，葱 120 克，蛋黄 1 个，淀粉 75 克，豌豆苗 100 克。

【调味料】

料酒 75 克，陈醋、酱油、蚝油各 1 大匙，香油少许，糖 1/2 大匙。

【制用方法】

1. 葱洗净、切段；豌豆苗洗净，放入热油锅中炒熟捞出，摆入盘中。

2. 鱼头洗净，加入蛋黄、淀粉抹匀，放入热油锅中煎至两面呈金黄色，加入川芎、红枣、姜片、调味料及适量的水，以小火煮约 15 分钟，撒入葱段拌炒一下即可。

【免疫贴士】

红枣为补养佳品，食疗药膳中常加入红枣滋润气血，平时多吃能补充元气，增强免疫力。

【膳食功效】

这道菜用了大量的葱，不仅使香味更浓郁，而且能促进身体的循环功能和新陈代谢，有效提高身体的免疫力。

❖ 川味参须煮牛肉 ❖

【材料】

参须 30 克，玉桂末 20 克，葱 150 克，牛排 3 块，红辣椒 3 个。

【调味料】

A 料：蒜泥、糖各 1 大匙，花椒 1 小匙，辣豆瓣酱 35 克，酱油 1 大匙，蚝油 1/2 大匙。

B 料：湿淀粉 1 小匙。

【制用方法】

1. 将参须用热水略泡 10 分钟；葱洗净，切段；牛排去骨，切成薄片；红辣椒洗净，切末。

2. 锅中倒入 1 大匙色拉油及适量清水，放入参须、玉桂末及调味料 A 料、红辣椒末，大火烧开后，以小火慢煮约 2 分钟，放入牛排炖煮至熟，再放入葱段拌炒一下，淋入 B 料勾薄芡即可。

【免疫贴士】

参须具有补气活血、滋阴养身的功效，而且补而不燥，因此被广泛运用。参须可有效改善内分泌系统、循环系统及消化系统的功能，促进新陈代谢，预防疾病，防止癌细胞的形成，还有补脑、强健体质的作用。

【膳食功效】

此菜补精益气，可增强机体活力，并具有抗衰老、调理脾胃的作用。

【饮食宜忌】

高血压或动脉硬化患者不宜经常食用。

◆ 当归枸杞鸡 ◆

【材料】

鸡腿 2 个，枸杞 20 克，当归 38 克。

【调味料】

A 料：冰糖 100 克，酱油 150 克，清水 3 碗。

B 料：料酒 100 克。

【制用方法】

1. 鸡腿洗净，划两刀，放入热油中炸约 3 分钟，捞起、沥干油分，放入容器中备用。

2. 当归、枸杞放入清水以慢火煮约 10 分钟，放入冰糖、酱油煮溶，倒入鸡腿中，移入蒸锅中蒸约 25 分钟，淋入 B 料再蒸约 2 分钟，取出、待凉、切块即可。

【免疫贴士】

当归具有调经止痛、补气行血、滋润肌肤等功效，是妇科常用的补益良药，对体弱虚寒女性有温和滋补的作用。当归内含精油成分，有消炎、抗菌和利尿等功效，且气味芳香，口感辛甜中带苦味，长期服用可以改善体质。

【膳食功效】

此菜具有补气、降血压、降胆固醇的功效，适量食用可以补血补气，调节人体免疫功能，适合体质较虚弱的人食用。

【饮食宜忌】

当归具有润肠通便的功效，因此若有严重腹泻、腹胀，或是食欲不振时，最好停止食用。

◆ 当归凉拌鸡丝 ◆

【材料】

鸡胸肉 250 克，当归 75 克，海蜇皮丝 150 克，西芹 120 克，枸杞、胡萝卜丝适量。

【调味料】

A 料：冰糖 75 克，酱油 110 克。

B 料：蚝油 1/2 大匙，砂糖 1 小匙，香油 1 大匙。

【制用方法】

1. 鸡胸肉放入滚水中汆烫约 3 分钟，捞起备用；西芹洗净，切丝；枸杞用热水浸泡片刻，捞出；海蜇皮丝泡水洗净，放入滚水中汆烫，捞出备用。

2. 当归放入锅中，加入适量清水，大火烧开后以小火煮约 15 分钟，再加入鸡胸肉及 A 料，续煮 15 分钟捞起，待凉切丝，再加入西芹丝、胡萝卜丝、枸杞及海蜇皮丝、调味料 B 料拌匀即可。

【免疫贴士】

西芹的营养丰富，维生素和无机盐含量较高。此外，西芹的胡萝卜素含量也很多，还有叶酸、胆碱、钙、铁、磷等，这些天然的营养成分就是增强免疫力的最佳保障。

【膳食功效】

这道菜含有丰富的维生素，能增强血液循环、滋润皮肤、调节体内的免疫系统，温补效果极佳。

❖ 百合枸杞炒鸡柳 ❖

【材料】

鸡胸肉 200 克，西芹 150 克，百合 75 克，大蒜 1 瓣，枸杞 12 克。

【调味料】

A 料：淀粉 1 大匙。

B 料：鸡精、糖、蚝油各 1/2 小匙，盐 1 小匙，料酒 35 克。

C 料：湿淀粉 1 小匙。

【制用方法】

1. 西芹洗净，去老筋，切斜片；鸡胸肉洗净，切长条成鸡柳，加入 A 料略腌；枸杞用热水泡约 5 分钟；百合洗净，掰成片；大蒜去皮，切末备用。

2. 锅中倒入 3 大匙色拉油烧热，爆香蒜末，加入西芹、枸杞、鸡柳过一下油，捞出备用。

3. 锅中倒入 3 大匙清水煮滚，放入鸡柳、百合和 B 料，盖上锅盖煮片刻，再加入其余材料拌匀，并用 C 料勾薄芡即可。

【免疫贴士】

百合有较强的抑菌作用，食用、药用皆宜。百合能调节免疫机能，润肺止咳，对于干咳、咽喉燥痛等有舒缓的作用，可养阴润肺、清心安神、平喘消痰。

【膳食功效】

食用这道菜能增进活力，促进新陈代谢，改善血液循环，食补、药补一举两得。

【饮食宜忌】

脾虚者忌食。

❖ 百合炖乌鸡 ❖

【材料】

乌鸡 1/2 只，百合 35 克，排骨 400 克，板蓝根 50 克，金银花 30 克，杭菊 20 克，料酒 2 大匙，姜片数片。

【调味料】

盐 1/2 小匙。

【制用方法】

1. 排骨洗净，切块，放入滚水中氽烫约 3 分钟，捞出洗净，再放回锅中；加入 2000 克清水，放入姜片及板蓝根、金银花、杭菊，以大火煮滚，转小火炖煮约 1 小时，沥出渣滓，留汤汁备用；乌鸡洗净，切小块。

2. 汤汁中加入料酒及乌鸡、百合，移入砂锅中，以小火炖约 2 小时取出，加入调味料即可。

【免疫贴士】

乌鸡的脂肪含量和热量大大低于一般肉鸡，蛋白质及铁、锌等矿物质的含量则高于肉鸡，因此更适合保健炖补。

【膳食功效】

此菜有解毒清热、平喘消痰功效，对于干咳、咽喉燥痛有舒缓作用，平日炖补能滋阴润肺、增强体力。

❖ 甘草椒盐炒鲜虾 ❖

【材料】

鲜虾 300 克，甘草片、小红辣椒各 35 克，甘草粉 20 克，蒜片 1 大匙。

【调味料】

A 料：淀粉、胡椒粉各 1 小匙，鸡精、盐各 1/2 小匙。

B 料：料酒 1 大匙。

【制用方法】

1. 鲜虾洗净，去除肠泥，与甘草片一起以热油炸至香脆，捞起，沥干油分；小红辣椒洗净，去蒂，切片。

2. 油锅烧热,放入小红辣椒片、蒜片、甘草粉及鲜虾、甘草片、A料拌炒一下,淋上B料快炒数下即可。

【免疫贴士】

甘草味道甘甜、无毒,能清热解毒、抗菌消炎。在各种病毒活跃的夏季里,常饮用以甘草熬成的甘草水,不但可增强免疫力,还可抵抗病毒侵扰,预防感染,保证健康。

【膳食功效】

甘草具有排毒的功效,丰富的蛋白质可增加身体的抗菌能力;加入鲜虾同炒,可缓解肠胃及十二指肠溃疡,改善咳嗽、支气管炎等症状。

【饮食宜忌】

食用甘草过多会出现水肿现象,所以不宜大量服用。对于肠胃容易胀气者,食用甘草会使症状加重,所以应特别注意。

❖ 南姜豉椒炒鳝片 ❖

【材料】

黄鳝500克,豆豉1/2大匙,南姜30克,红辣椒段40克,青、黄甜椒120克,蒜泥4克,料酒1大匙。

【调味料】

A料:淀粉20克。

B料:糖20克,水3大匙,蚝油、香油各1/2大匙,酱油1大匙。

【制用方法】

1. 黄鳝洗净,切斜段,以A料略腌。

2. 南姜洗净，切成片；青、黄甜椒以清水洗净，切成块。

3. 锅中倒入 2 杯色拉油烧热至八成热，放入黄鳝片，略炸，捞起备用。

4. 锅中留下 1 大匙色拉油，加入蒜泥、南姜片、豆豉炒香，加入清水 1/2 碗，再放入 B 料调味煮滚，放入鳝鱼、甜椒和红辣椒段，盖上锅盖，以中火煮片刻，最后淋入料酒略炒即可。

【免疫贴士】

南姜除了有抗炎及加速血液循环的效果之外，更有较强的祛寒功效，能促进新陈代谢。因此，对伤风感冒的人来说，适当饮用姜汁，能有效缓解症状。

【膳食功效】

此菜可以促进体内的新陈代谢，在天寒时来一盘不仅味美，而且顿觉暖意。

【饮食宜忌】

体质燥热者不宜食用。

南姜尖椒炒羊肉

【材料】

羊肉片 200 克，葱段 120 克，南姜末、红辣椒各 40 克，蒜泥 20 克。

【调味料】

A 料：鸡精 1/2 小匙，淀粉 1/2 大匙。

B 料：酱油、辣豆瓣酱各 1 大匙，蚝油 1/2 大匙，糖 20 克，水 3 大匙。

C 料：湿淀粉 1/2 大匙。

D 料：料酒 1 大匙。

【制用方法】

1. 红辣椒洗净，去蒂及籽，切成斜片；羊肉放入容器中，加入 A 料略腌约 10 分钟备用。

2. 锅中倒入 1 大匙油烧热，爆香蒜泥及南姜末，烧至金黄色，放入羊肉片、葱段炒匀，加入红辣椒片及 B 料拌炒至熟，淋入 C 料勾薄芡，最后淋上 D 料即可。

【免疫贴士】

羊肉含有丰富的蛋白质、钙、磷和铁，B 族维生素含量也很丰富。多吃羊肉可以滋阴壮阳、补益肝肾、消除疲劳、促进血液循环，加入少许中药材烹调，功效更为显著。

【膳食功效】

南姜和羊肉都有祛寒的作用，当外感风寒时，赶快来一盘热乎乎的南姜炒羊肉，马上就能祛除寒意，加速血液循环。

怀山鸡扎

【材料】

鸡肉 250 克，火腿片、怀山各 2 片，竹荪 2 条，豆腐皮 2 张。

【调味料】

鸡精 1/4 小匙，糖 1 小匙，蚝油、淀粉、香油各 1/2 小匙，高粱酒 1/2 大匙。

【制用方法】

1. 怀山放入滚水中煮约 15 分钟；竹荪洗净、用热水泡发。

2. 豆腐皮切成长条，用温油炸后，放入冷水中浸泡备用。

3. 鸡肉洗净、切成长条，再加入调味料略腌，将火腿、怀山、竹荪依序用豆腐皮包扎好放入盘中，再移入蒸锅中蒸约15分钟后即可。

【免疫贴士】

怀山即干山药，有补脾胃、益肺肾、止咳祛痰、收敛虚汗等作用，怀山富含多糖体，一直被视为保健食品，可改善虚弱体质、促进激素分泌，并能促进新陈代谢，增进细胞的修复功能，对于增强免疫力有极大的帮助。

【膳食功效】

此菜具有补中益气、健脾利胃的功效，是养颜美容的佳品，同时也有益肺止泻和补肾固精的作用。

【饮食宜忌】

胃肠消化功能不佳者宜少量食用。

❖ 竹荪烧豆腐 ❖

【材料】

竹荪1条，豆腐1片，香菇1朵。

【调味料】

糖、鸡精、淀粉各1/2大匙，蚝油1大匙。

【制用方法】

1. 竹荪以热水泡发；香菇洗净，对切两半；豆腐沥干水分，放入热油中炸至金黄色，取出。

2. 锅中放入清水煮滚，放入竹荪、香菇、豆腐及调味料煮约

3分钟即可。

【免疫贴士】

竹荪又名"真菌之花",可以降血脂、抑制肿瘤细胞及提高机体免疫能力。竹荪内含丰富的蛋白质及多种氨基酸,能有效减少腹壁脂肪积聚,对高血压患者更有特殊疗效。

【膳食功效】

竹荪烧豆腐味香、清爽、脂肪含量低,能降血脂、抑制肿瘤细胞及提高免疫力。

【饮食宜忌】

竹荪所含的嘌呤量很高,因此痛风或尿酸过高患者不宜过量食用。

雪蛤酿竹荪

【材料】

雪蛤75克,竹荪1条,高汤1/2碗。

【调味料】

盐、湿淀粉各1小匙。

【制用方法】

1. 雪蛤放入水中泡发；竹荪以滚水泡约20分钟,再放入锅内煮10分钟,捞出,浸入冷水中略泡,捞出,沥干水分。

2. 将竹荪中酿入雪蛤,放入容器,加入高汤,移入蒸锅隔水蒸约10分钟,捞起；将留下的高汤加入调味料炒拌均匀,淋在蒸好的雪蛤酿竹荪上即可。

【免疫贴士】

雪蛤性味甘平,十分适合育龄妇女在冬季食用滋补,还可有效改善更年期妇女的心悸与自律神经失调等症状。

【膳食功效】

竹荪能降肝火、雪蛤能补肺弱,对于冬季特别容易患感冒和咽喉咙痛的人,能加强呼吸道的保养,增强支气管的抵抗力。同时,雪蛤亦能养颜美容,是古代帝王后妃的御用珍品。

◆ 牛蒡豆豉炒苦瓜 ◆

【材料】

牛蒡 75 克,苦瓜 250 克,姜片 10 克,蒜泥 10 克,葱段 40 克,清水 1.5 碗。

调味料

豆豉 20 克,糖 30 克,盐 1/5 小匙,蚝油、酱油各 1 小匙,料酒 1 大匙。

【制用方法】

1. 牛蒡洗净,去皮,切成斜薄片;苦瓜洗净,切成斜片。

2. 锅中放入 1 大匙色拉油烧热,爆香姜片、蒜泥及葱段,放入牛蒡及清水,以慢火煮约 8 分钟,再加入苦瓜及调味料略炒,盖上锅盖焖约 5 分钟即可。

【免疫贴士】

牛蒡具有消肿解毒、增强抵抗力的功效,常吃有助提高自身免疫力、改善循环、促进新陈代谢,被誉为"大自然最佳清血剂"。牛蒡含有丰富的牛蒡武,具有抗菌作用,是养生、抗衰老的优良食物。

【膳食功效】

此菜有助于排毒、清除体内废物,可调节血糖和脂肪平衡,对肥胖、便秘等有改善作用。

【饮食宜忌】

牛蒡是碱性很强的食物,患有接触性皮肤炎或湿疹的人,应避免食用。

❖ 山楂糖醋咕噜肉 ❖

【材料】

猪里脊肉 150 克,菠萝 1 小罐,山楂 20 克,青、黄、红甜椒各 75 克,葱段 40 克,清水 120 克。

【调味料】

A 料:白醋 100 克,糖 150 克,番茄汁 75 克。

B 料:淀粉 100 克,鸡蛋 1 个(磕入碗中搅匀),鸡精 1 小匙。

【制用方法】

1. 锅中放入清水煮开,再放入山楂及 A 料一起煮开成糖醋汁,冷却后放入冰箱,待山楂味道释出再取出使用。

2. 青、黄、红甜椒洗净,与菠萝均切成片状;猪里脊肉洗净切成厚片,加入 B 料略腌 10 分钟后,放入油锅中炸熟,捞起。

3. 锅中留下 1 大匙油烧热,放入猪里脊肉,青、黄、红甜椒及糖醋汁、菠萝片、葱段略炒即可。

【免疫贴士】

山楂对葡萄球菌和大肠杆菌有显著的抑制作用,还能活血化瘀、防治消化不良、改善食欲不振等。山楂所含的脂肪酸可以促进脂肪的分解,令食物易于消化吸收,对平时生活紧张忙碌、饮食不知节制、常吃煎炸油腻食物的人来说,饮用山楂茶有极大好处。

【膳食功效】

山楂及菠萝同煮,可活化细胞组织、促进新陈代谢、去除体内多余的油脂及胆固醇,使人保持年轻活力,还有养颜美容的效果。

【饮食宜忌】

有习惯性流产的孕妇应避免食用山楂。

山楂辣椒蟹

【材料】

青蟹1只,山楂40克,红辣椒片、蒜泥各75克,清水4碗。

【调味料】

A料:辣豆瓣酱、糖各10克,番茄汁15克。

B料:湿淀粉1小匙。

【制用方法】

1. 先将青蟹洗净。

2. 锅中放入少许色拉油,放入山楂、蒜泥爆炒后,加入A料及青蟹、红辣椒片,再倒入清水并盖上锅盖以中火煮约5分钟,淋入B料勾薄芡即可。

【免疫贴士】

红辣椒性温中,有散寒、除湿、发汗等功能,在食疗上为辛味强烈的健胃药,多吃辣椒可治胃寒、湿脾等湿寒症。另外,辣椒叶含有丰富的维生素 A、维生素 C,也可当蔬菜炒食。

【膳食功效】

此道菜可以加速脂肪组织的新陈代谢,防止体内脂肪堆积,还能刺激唾液和胃液分泌,促进胃肠蠕动,帮助消化。

❖ 玉桂苹果炒鸡肝 ❖

【材料】

鸡肝 6 块,青苹果 1 个,蒜 3 瓣,玉桂 20 克,青柠檬 1/4 个,葱头 40 克,小红辣椒 3 个。

【调味料】

牛油、白兰地酒各 100 克,高汤 150 克,蚝油 1/2 大匙,糖 20 克,鸡精 1/2 小匙。

【制用方法】

1. 鸡肝以清水洗净;青苹果洗净,均切成 8 片;柠檬切成 3 片;葱头洗净,去皮,切碎;小红辣椒洗净。

2. 锅中放入牛油、蒜瓣、葱头以慢火炒至金黄色,放入鸡肝煎香至微黄,再加入苹果片、柠檬片、小红辣椒、玉桂及其余调味料略微炒匀,盖上锅盖煮约 3 分钟即可。

【免疫贴士】

玉桂又称为肉桂,能调节中枢神经系统,包括体内免疫系统和心血管系统、内分泌系统等；还能促进骨骼生长、改善造血功能，更有杀菌、抗菌的效果。玉桂常被用来作为腌渍食物，或是加水熬煮出香味作为饮品，长时间加热才能让玉桂完全发挥其特殊香味。

【膳食功效】

玉桂和苹果皆有抗菌、清肠和助消化的功效，而苹果的清甜加上玉桂的浓郁香气，更使这道料理吃起来十分开胃，让人消除疲劳。

【饮食宜忌】

玉桂含有大量的肉桂醛，不可过量食用，以免引起皮肤过敏，且易导致反胃。孕妇也要避免食用。

◆ 白果综合时蔬 ◆

【材料】

白果110克，西兰花、甜豆角、芦笋各75克，荸荠40克，羊肚菌6个。

【调味料】

A料：水1.5碗，糖75克。

B料：鸡精1/2小匙，盐1小匙，淀粉1/3小匙，香油1/2小匙。

【制用方法】

1. 白果洗净，以滚水煮约15分钟，捞起；羊肚菌以温水浸泡约15分钟，洗净。

2. 荸荠去皮，洗净，放入锅中加入A料，以慢火煮约5分钟，捞起备用。

3. 西兰花去老皮，切小朵；甜豆角去老筋、芦笋去皮，均洗净；芦笋切段，放入滚水中氽烫约 2 分钟，捞起。

4. 锅中倒入 1 大匙色拉油烧热，加入西兰花、甜豆角、芦笋、羊肚菌拌炒片刻，加入 B 料快炒，最后加入白果、荸荠略炒即可。

【免疫贴士】

银杏，在西方常用的是银杏树的叶子，而在东方则多用银杏树的果实，也就是中药常用的"白果"。白果具有润肺、止咳、抗结核菌的作用，对改善大脑血液循环、增强记忆力和治疗咳嗽、气喘、多痰，皆有一定作用。

【膳食功效】

这道菜吃起来口感极佳，且营养丰富，对于抑制结核杆菌、葡萄球菌、大肠杆菌等有一定功效。

【饮食宜忌】

白果外皮含有微毒，吃太多会引起皮肤炎症和溶血症，因此儿童应避免食用，一般人则不要过量食用。

第二节　滋补粥羹

古人说："养生之道，在吃粥"，点出了食用粥品对滋补调养的重要性。因为粥容易被人体消化吸收，平常多吃粥，除了可补充身体所需要的水分，还能促进新陈代谢、帮助体内循环功能正常运作。以具有食疗功效的中药材熬成的药膳粥，不但可使原来的清粥更加美味，而且还能达到强身兼预防疾病的功能。

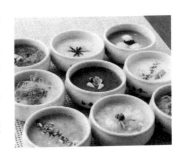

❖ 花旗参猪肉丸粥 ❖

【材料】

白米1杯，猪肉馅120克，花旗参12克。

【调味料】

A料：盐1/4小匙，鸡精1/4小匙，鸡蛋黄1个。

B料：盐1/4小匙。

【制用方法】

1. 白米洗净，加入6杯水煮成白粥；花旗参洗净，切碎备用。

2. 猪肉馅加入切碎的花旗参，和A料拌匀，用手捏制成球状备用。

3. 锅中放入半锅水煮滚，转成小火，放入猪肉丸子，煮熟捞出，放入煮好的白米粥中，加入B料以小火续煮约3分钟即可。

【免疫贴士】

米粥的营养十分丰富且均衡，有糖类、脂肪、蛋白质，并含有适量矿物质、丰富的维生素和纤维素，经常食粥能加速恢复体力，保持朝气活力，美味可口又排毒。

【膳食功效】

用花旗参煲肉丸粥可以增强体力、消除疲劳、帮助肠胃消化、保持免疫力功能正常。

◆ 玉屏风粥 ◆

【材料】

黄芪、白术各20克，防风10克，白米1/2杯，葱末适量。

【制用方法】

1. 白米洗净，备用。

2. 黄芪、白术、防风放入锅中，以3碗水熬煮成1.5碗水，加入白米及适量的水煮滚，再转小火熬煮至熟，撒上葱末即可。

【免疫贴士】

黄芪不仅能增强免疫功能，还有双向调节作用，可有效调节体内抑菌和免疫机能运作的平衡，增强巨噬细胞的代谢、运动及吞噬的功能，既能抑制体内毒素的滋生，又能阻挡外来细菌的侵入。

【膳食功效】

此粥能补脾健胃、改善呼吸系统、提高免疫功能。食用此粥好似在人体内部建立一道天然屏风，自动过滤所有毒素，加强自身免疫机能，促进身体的代谢能力。

◆ 甘薯银耳粥 ◆

【材料】

甘薯1个，银耳30克，粳米100克，枸杞适量。

【调味料】

盐 1 小匙。

【制用方法】

1. 甘薯洗净，去皮，切成小丁；银耳洗净，泡软，去除硬蒂，切小朵；粳米洗净备用。

2. 锅中倒入 5 碗水，加入粳米以大火煮滚，再加入甘薯、银耳、枸杞以小火慢慢熬煮至熟，加入调味料即可。

【免疫贴士】

银耳就是白木耳。口感脆嫩的白木耳，因为色泽晶莹、洁白如银、形似耳朵而得名。银耳的食用方法多样，甜咸均可，对于支气管炎有一定的治疗作用，能提高肝脏的解毒功能和巨噬细胞的吞噬能力，能增强身体抗肿瘤的免疫力。

【膳食功效】

此粥口感柔润而不甜腻，有滋阴清热、润肺止咳的功能，平日多食能益气和血、提神健脑，有助于消除疲劳。

怀山紫米粥

【材料】

紫米 250 克，怀山 35 克，冰糖 100 克。

【制用方法】

1. 紫米洗净，放入容器中；加入 2 碗热水，移入蒸锅以大火烧滚改中火蒸约 40 分钟，取出备用。

2. 怀山洗净，放入适量沸水中煮约 15 分钟；加入紫米及冰糖，转小火熬煮约 5 分钟即可。

【免疫贴士】

紫米即黑米，含有人体需要的多种氨基酸，还有含量很高的铁、钙、锰、锌等多种微量元素以及各种维生素，营养成分高于普通的粳米，具有养颜美容、乌发润肤和防癌抗癌、延缓老化等多种功效。

【膳食功效】

紫米具有滋润皮肤、养颜乌发、延缓老化的作用，加入怀山熬粥，不仅能增进活力，更具有补气和提高工作效率的功效。

❖ 莲子百合红豆粥 ❖

【材料】

莲子40克，百合20克，红豆120克，白米225克，冰糖150克，椰浆1/2杯。

【制用方法】

1. 莲子、百合均洗净；红豆洗净，泡入温水中至略微胀大，移入蒸锅内蒸约1小时，取出备用。

2. 白米洗净，放入5碗清水及百合、莲子，移入电锅中，外锅加入1碗水煮至开关跳起，取出；加入蒸熟的红豆、椰浆及冰糖，再续煮至冰糖溶化即可。

【免疫贴士】

红豆富含维生素B_1、维生素B_2、蛋白质及多种矿物质，并可补血益气、利尿消肿、促进心脏机能改善。对于血压较低、容易疲倦的人来说，常吃红豆会有改善效果。

【膳食功效】

红豆有清心养神、健脾益肾功效，加入莲子、百合更有固精益气、止血、强健筋骨等作用，能治肺燥、干咳，提升内脏活力，增强体力。

◆ 鲜芦根粥 ◆

【材料】

鲜芦根 100 克，粳米 100 克。

【制用方法】

鲜芦根洗净切碎，加水熬汁去渣滓。粳米洗净，用芦根液加适量水煮粥。粥成后酌加白糖，早晚空腹服用。

【免疫贴士】

芦根即禾本科植物芦苇的根茎，其性味甘寒，入肺、胃二经。中医临床主要用于清肺热而祛痰排脓、清胃热而生津止呕这两个方面。胃寒呕吐、肺寒咳嗽者，不宜选用。

【膳食功效】

此粥清热、除烦、止呕，适宜热病后引起的口渴、心烦、胃热呕吐，尤其是因胃热引起的呕吐，可辅食此粥。

◆ 补虚正气粥 ◆

【材料】

炙黄芪 20 克，党参 10 克，粳米 100 克，白糖适量。

【制用方法】

将黄芪、党参切片，按水煮提取法，提取黄芪、党参浓缩液

30克。粳米洗净煮粥，粥将成时加入黄芪、党参浓缩液，稍煮片刻即可。粥成后可酌加白糖，每日早晚服。

【免疫贴士】

黄芪、党参是人们熟知的补益强壮药物，用于一切气衰血虚病症有较好疗效。服粥期间，最好不食萝卜。凡属热证有实热者忌服，一般连服3~5天后，间隔2~3天再服。

【膳食功效】

此粥补正气、疗虚损、抗衰老，适于内伤劳倦、年老体弱、久病身瘦、心慌气短、体虚自汗、脾虚久痢、食欲不振等症的患者食用。

❖ 仙人粥 ❖

【材料】

制何首乌30克，粳米100克，红枣5个，红糖适量。

【制用方法】

将何首乌切片，提取何首乌浓缩汁。粳米、红枣洗净一起煮粥，粥将成时加入何首乌浓缩汁，稍煮片刻即可。每天早晚各服一次，可酌加红糖。连服7~10天后，间隔3~5天再服。

【免疫贴士】

何首乌在古代有很多传说，被认为是一种长生不老、久服成仙的药物，故称仙人粥。近代医学研究证明，何首乌不仅有滋补强壮作用，还对预防老年人心血管疾病的发生有一定作用，是值得推荐的一种抗老防衰中药。

【膳食功效】

此粥补气血、益肝肾，适用于肝肾亏损、须发早白、血虚头晕耳鸣、腰膝软弱、大便干结，以及高血脂症、冠状动脉粥样硬化性心脏病、神经衰弱及高血压病人服用。

玉竹粥

【材料】

玉竹20克，粳米100克，冰糖适量。

【制用方法】

玉竹洗净切片，加水煎汁去渣滓。粳米洗净，加玉竹汁及适量清水煮粥。粥成后加入冰糖，稍煮片刻即可。每天早晚服一次，可连服5~7天。

【免疫贴士】

玉竹是一种补肺养胃的滋补保健中药，现代医学研究证明，玉竹有降低血糖和强心作用，既可治疗糖尿病，又能应用于心脏病人的心力衰竭，证实了祖国医学中玉竹的作用。

【膳食功效】

这道粥滋阴润肺、生津止渴，适用于肺阴虚的肺燥咳嗽、干咳少痰或无痰，高热病后的烦渴、口干舌燥，并可用于各种类型心脏病的心功能不全者的辅助膳食。

决明降压粥

【材料】

炒决明子15克，白菊花10克，粳米100克，白糖适量。

【制用方法】

决明子与白菊花一起用 15 倍量的水煎煮两次，药液滤过。粳米洗净，加入药液及适量清水一起煮粥。粥成后加白糖，早晚各食一次。

【免疫贴士】

决明子是豆科植物草决明的成熟种子，古代医学家把它当作眼科要药。据近代医学研究证明，决明子有降低血压和血脂的作用。白菊花能清肝火、散风热，近代医学研究也证实它是一味理想的降血压中药。两者合用，对冠心病高血压患者是良好的食疗药粥。

【膳食功效】

这道粥清肝、明目、通便，适用于目赤肿痛、头痛头晕的高血压病、高血脂症及习惯性便秘。

松子仁粥

【材料】

松子仁 30 克，粳米 100 克，白糖适量。

【制用方法】

松子仁炒熟去皮，粳米洗净，加水煮粥，在粥将熟前放入松子仁，煮至粥成。作早餐食之，可酌加白糖。

【免疫贴士】

松子以红松的种子最好，气味香美甘温，有滋阴补益和润肠作用，可以长期食用，但便溏精滑、有湿痰者不宜服用。

【膳食功效】

这道粥补益润肠，凡病后体弱、瘦弱少气、燥咳痰少，以及津液伤灼引起的大便秘结及老年性便秘,皆可用之辅助食疗。

狗肉粥

【材料】

狗肉 100 克,粳米 150 克。

【制用方法】

将狗肉洗净,切成碎末。粳米洗净,加水煮粥。待半熟时加入狗肉末,继续煮粥至熟。粥成后调入适量精盐与味精,每日早晚服用为宜。

【免疫贴士】

狗肉性温,是良好的滋补强壮肉类。狗肉粥味道鲜美,也是两广地区的风味小吃,有内热者应慎用。

【膳食功效】

这道粥补中益气、温肾助阳,适用于遗精、遗尿、久病气虚、腰膝酸软、畏寒等患者食用。健康人食用能精力充沛,抵御寒冷。

荔枝粥

【材料】

荔枝 50 克,山药 10 克,莲子 10 克,粳米 100 克,白糖适量。

【制用方法】

山药去皮切丁,莲子去皮心,荔枝肉切丁,粳米洗净,莲子加水先煮至将熟,加入山药和荔枝丁,继续煮熟。食用时酌加白糖,早晚各一次。

【免疫贴士】

荔枝益气补血,配以山药、莲子健脾。合煮粥食,对病后体虚、产后水肿、五更泄泻等症有良好的补益作用，而且补而不热，老幼皆宜，可长期服用。

【膳食功效】

这道粥补脾补血，适宜于贫血、老人晨间腹泻（五更泻）等患者食用，健康人食用能增进食欲，增强体质。

❖ 小茴香粥 ❖

【材料】

炒小茴香20克，粳米100克。

【制用方法】

小茴香放入纱布袋内，加水先煮半小时，再放入洗净的粳米，加适量水煮粥至熟。服用时酌加精盐及味精，早晚食用。

【免疫贴士】

小茴香是伞形科植物小茴香的果实，凡疝气、一切寒性腹痛均可食用，服时应趁热，但实热病症及阴虚火旺者不可选食。

【膳食功效】

这道粥行气止痛、健脾开胃，适用于阴寒腹痛、小肠疝气、睾丸肿胀偏坠，以及脘腹冷痛、呕吐食少、慢性胃炎等症。

❖ 珠玉二宝粥 ❖

【材料】

生山药60克，生薏苡仁60克，柿霜饼30克。

【制用方法】

先将薏苡仁加水煮至烂熟，而后将山药捣碎，柿饼切成小丁，继续煮片刻即成糊粥。食时可酌加白糖,早晚为宜。

【免疫贴士】

山药、薏米皆为清补脾肺之药,如单用山药,久则失于黏腻;久用薏米,则又失于淡渗,唯等分并用,乃可久服无弊。又用柿霜饼可润肺归脾,作为辅助药食。病人服之不但疗病,且可充饥,用之对症,病自渐愈。

【膳食功效】

本粥补肺健脾、甘润益阴,凡阴虚内热、午后低烧、劳嗽早咳、饮食懒进、大便泄泻者,皆可辅食此粥。

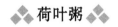

荷叶粥

【材料】

鲜荷叶一张(重约200克),粳米100克,白糖适量。

【制用方法】

米洗净,加水煮粥。临熟时将鲜荷叶洗净覆盖粥上,焖约15分钟,揭去荷叶,粥成淡绿色,再煮沸片刻即可。服时酌加白糖,随时可食。

【免疫贴士】

荷叶苦平,辅于米中可益助脾胃而升发阳气,是夏天暑热病症及脾虚泄泻者的保健辅助膳食。

【膳食功效】

本粥清暑、生津、止渴,可作为炎热暑季中的清暑利湿凉粥。

桃仁粥

【材料】

桃仁20克，粳米100克，白糖适量。

【制用方法】

桃仁去皮，绞捣如泥，加水研汁去渣。米洗净加水煮粥，粥成后加入桃仁浆汁，再煮沸片刻即成。服时酌加白糖，早晚食之为宜。

【免疫贴士】

古代应用桃仁粥进行食疗的记载很多，近代医学工作者根据桃仁活血祛瘀的功用，扩大了它的应用范围，对中老年人的冠心病心绞痛是良好的保健膳食。桃仁的主要成分是苦杏仁甙，分解后产生有毒的氢氰酸，故用量不宜过大。

【膳食功效】

本粥活血通经、祛瘀止痛，适宜妇女血滞经闭、痛经、产后瘀阻腹痛，以及高血压、冠心病心绞痛患者。

黄精粥

【材料】

黄精30克，粳米100克，冰糖适量。

【制用方法】

黄精切片，按黄芪汁的提取法，提取黄精汁，并与粳米一起加适量水煮粥，粥将熟时放入冰糖。粥分二次食用，早晚为宜。

【免疫贴士】

黄精性味平甘，是一种性质平和、作用缓慢的补脾、肺、肾三经的药物，可作为久服滋补之品。据近代医学研究，它还有降压作用，对防止动脉粥样硬化及肝脏脂肪浸润，有一定的效果。

【膳食功效】

本粥补脾润肺、益精，适用于脾胃虚弱、神倦乏力、饮食减少、肺虚燥咳、肺痨咳血等症。

❖ 姜橘椒羹 ❖

【材料】

鲫鱼250克，生姜30克，橘皮10克，胡椒3克

【制用方法】

鲫鱼去鳞、鳃、内脏，洗净，姜切片，与橘皮、胡椒同包扎在纱布袋中，填入鱼肚，置锅内，加水适量，小火煨熟，加盐少许。空腹饮汤食鱼，一日2次。

【免疫贴士】

鲫鱼能够健脾利湿、和中开胃、活血通络、温中下气，对脾胃虚弱、溃疡、支气管炎、哮喘、水肿等都有治疗效果

【膳食功效】

本品健脾温胃，适用于脾胃虚寒腹痛、食欲不振、消化不良、虚弱乏力等症。

❖ 藕丝羹 ❖

【材料】

嫩鲜藕500克，鸡蛋3个，金糕、蜜枣、青梅丝各100克，

白糖 200 克，水淀粉 25 克

【制用方法】

藕切长细丝，沸水氽一下捞出。取蛋清放碗中，加相当于其一半水打匀，倒入大盘内，上屉大火蒸 5 分钟成 3 厘米厚蛋羹，把各丝分 5 条摆上（两端藕丝，中间金糕、蜜枣、青梅丝）。锅内放 200 毫升开水，加白糖，大火烧沸后加湿淀粉，勾成白色甜汁，浇到菜上。

【免疫贴士】

藕具有清热生津、凉血、散瘀、止血之功效，常用于热病烦渴、吐衄血、下血。

【膳食功效】

本品健脾开胃、清热除烦，适用于热病后期食欲不振、口渴心烦或痰火咳嗽等症。

车前叶羹

【材料】

车前叶 50 克，大米（压粉）50～100 克，葱白数根，豆豉适量

【制用方法】

车前叶切碎，葱白切段，二者与大米粉及豆豉同加水煮羹。适量食用。

【免疫贴士】

车前叶不仅有显著的利尿作用，而且具有明显的祛痰、抗菌、降压效果。它能作用于呼吸中枢，有很强的止咳力，能增进气管、

支气管黏液的分泌，而且有祛痰作用。

【膳食功效】

本品清热解毒、利水、通淋止痛，适用于热淋湿热泻泄、目赤肿痛、痰多咳嗽等症。

❖ 牡蛎发菜粥 ❖

【材料】

牡蛎肉50克，发菜（龙须菜）25克，猪瘦肉50克，大米适量。

【制用方法】

前2味水发洗净，猪肉洗净剁成泥，制成丸，大米淘净。砂锅内加水烧沸，入大米、牡蛎肉、发菜共煮至米开花，放肉丸煮熟，加调料调味。

【免疫贴士】

牡蛎不仅肉味鲜美，而且其肉与壳均可入药，有治虚弱、解丹毒、降血压、滋阴壮阳的功能。

【膳食功效】

本粥可以清热软坚，适用于慢性咳喘、老年习惯性便秘。

❖ 灵芝红枣粥 ❖

【材料】

灵芝15克，红枣30克，大米25克，绿豆25克，盐少许。

【制用方法】

灵芝用水泡透、切片，红枣泡开，大米及绿豆泡20分钟。锅内放清水1500毫升，煮大米、绿豆成稠后加入灵芝片、红枣和盐再煮 15~20 分钟即可。

【免疫贴士】

灵芝具有补气安神、止咳平喘的功效，主治心神不宁、失眠、惊悸、咳喘痰多、虚劳症等。

【膳食功效】

本粥营养丰富，补肺肾，止咳瑞。

薯蓣鸡子蛋黄粥

【材料】

薯蓣 50 克，熟鸡蛋黄 4 枚。

【制用方法】

薯蓣切片加水煮粥，候熟，将鸡蛋黄捏碎，调入粥中，混匀。空腹食用。

【免疫贴士】

薯蓣能补脾胃亏损，治气虚衰弱、消化不良、遗精、遗尿及无名肿毒等。

【膳食功效】

本粥固肠止泻，适用于泄泻日久、滑肠不固。

紫皮大蒜白及粉粥

【材料】

紫皮大蒜 30 克，白及粉 10 克，大米 100 克。

【制用方法】

去皮大蒜沸水煮 2 分钟捞出，大米淘净，放入大蒜水中，煮粥；米开后，把大蒜放入粥中，再煮至粥稠，粥中调入白及粉。早晚各1次，空腹热食10~15天为1疗程，间隔3~5天再行第2疗程。

【免疫贴士】

白及的块茎具有消毒止血以及预防伤口感染等诸多功效，杀菌抗癌的效果也比较良好。

【膳食功效】

本粥适用于中老年人肺结核及慢性疾病，预防感冒。

绿豆白菜心粥

【材料】

绿豆100克，白菜心60克。

【制用方法】

绿豆洗净，加水适量，煮烂成粥前加白菜心煮熟即可。

【免疫贴士】

绿豆具有清热解毒、消暑、利水的功效和作用，当身体患有痈疮肿毒、暑热烦渴、药食中毒、水肿、小便不利的症状时，都可以通过绿豆熬汤或者食用的方法进行治疗。

【膳食功效】

这道粥清心退热、散结消肿，适用于一般风热感冒症。

姜葱糯米神仙粥

【材料】

生姜5克，连须葱白7根，糯米100克，米醋15毫升。

【制用方法】

糯米洗净后与姜在砂锅内煮 1~2 沸，后放葱白，粥成时加醋稍煮即可趁热食用。

【免疫贴士】

糯米性温，酿酒则热，熬粥更甚，所以脾肺虚的人适宜食用。姜和葱味辛性温，米醋从现代医学的角度上讲，对流行性感冒病毒有一定的杀灭作用。

【膳食功效】

"神仙粥"特别适用于感冒风寒、暑湿头痛并四时疫气流行等。

百合太子银耳羹

【材料】

百合 15 克，太子参 15 克，银耳 15 克，白糖适量。

【制用方法】

将百合、银耳泡发后，与太子参同煮，先大火煮沸，再小火煎至银耳熟烂为度，加适量白糖，喝汤食百合、银耳。1 天量，2~3 次服完。

【免疫贴士】

太子参具有益气健脾、生津润肺之功效，常用于脾虚体倦、食欲不振、病后虚弱、气阴不足、自汗口渴、肺燥干咳。

【膳食功效】

本粥滋肺养胃、补阴益气，适用于肺胃气阴不足所致咳嗽痰少、口干欲饮、少气懒言、神疲乏力等，可以提高免疫功能。

第三节 养生靓汤

汤品含有大量食物营养和水分，更可以使脏腑功能正常、气血平和顺畅、细胞活力增强，产生抗体预防疾病的入侵，防止老化。人体内肠道会积存许多废物，这些毒素在肠内一再被吸收，就会影响健康、降低免疫力，所以平时多喝汤能够加速肠道的蠕动，排除肠道内的废物，减少致病物质在肠道停留的机会，不仅能预防便秘，更能够有效排除毒素，提高自身的免疫机能。

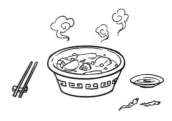

◆ 金银花川贝炖排骨汤 ◆

【材料】

金银花、川贝各30克，老姜2片，排骨300克，蜜枣8个。

【调味料】

盐、鸡精各1/2小匙，料酒1小匙。

【制用方法】

1. 排骨洗净，放入滚水中汆烫约3分钟，捞起备用；金银花洗净、泡水，捞出备用。

2. 炖锅中倒入清水6碗煮滚，放入所有材料及调味料，盖上锅盖，移入蒸锅内蒸约3小时即可。

【免疫贴士】

金银花又名忍冬，花初开时是白色，凋谢时转为黄色，故有金银花之称。金银花味甘性寒，具有清热、解毒、活血之效，对葡萄球菌、结核杆菌、伤寒杆菌、溶血性链球菌、肺炎球菌等有较强的抑制作用。

【膳食功效】

此汤能滋阴润肺、止咳化痰，并可保护气管、促进胃肠消化吸收，对病菌有极佳的抑制作用。

❖ 参须老姜鸡酒汤 ❖

【材料】

参须 20 克，老姜片 75 克，土鸡 500 克，米酒 1 杯。

【调味料】

盐 1/2 小匙，鸡精 1 小匙。

【制用方法】

1. 土鸡洗净、切块，沥干水分备用。

2. 锅中倒入 2 大匙色拉油烧热，爆香姜片，放入土鸡以中火煎至呈金黄色，捞出；放入蒸锅中，加入参须、米酒及清水 600 克，以大火煮滚，改中火续煮约 15 分钟，加入调味料即可。

【免疫贴士】

老姜虽然其貌不扬，但营养不少，含有丰富的蛋白质、脂肪、钙、磷、铁、胡萝卜素和维生素等。在食疗或药用中，可分为生姜和干姜。一般来说，老姜的药性较强，而干了的老姜更有功效。此外，它所含的抗氧化剂可温暖胃部、止呕吐、祛痰、促进食欲，并兼具解酒作用。但生姜属刺激性食材，胃弱或有十二指肠溃疡患者，宜减少食用。

【膳食功效】

充满姜片和参须香气的鸡酒汤,具有滋补元气、活络气血运行和开胃生津的功效,对于提高身体免疫力有一定的功效。

玉桂羊肚菌蘑菇汤

【材料】

玉桂粉 20 克,羊肚菌 12 个,蘑菇 100 克,姜泥、料酒各 1 小匙,牛油 20 克。

【调味料】

盐 1/2 小匙,鸡精 1 小匙。

【制用方法】

1. 羊肚菌先以温水浸泡约 15 分钟,洗净;蘑菇洗净备用。

2. 锅中放入牛油烧热,放入蘑菇及姜泥,以小火慢炒片刻,加入料酒、羊肚菌煮拌炒均匀,再加入玉桂粉及 3 碗清水,煮滚后续煮至熟,最后加入调味料即可。

【免疫贴士】

羊肚菌又名羊肚蘑,因其外形像羊肚而得名,是珍贵的食用菌与药用菌,味道鲜美、营养丰富。羊肚菌性平、味甘,药用时有化痰理气、滋润肠胃的功效,并有补肾壮阳、提神补脑和防癌、抗癌、预防感冒的作用,能增强人体免疫力,功能与冬虫夏草类似,是一种不含激素、无任何副作用的天然滋补品。

【膳食功效】

这道汤品可以壮阳补肾、提神补脑、增强人体免疫力,还有化痰理气、抗癌防癌和预防感冒的功效。

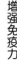

◆◆ 罗汉果瘦肉汤 ◆◆

【材料】

罗汉果1个,猪瘦肉250克。

【制用方法】

1. 猪瘦肉洗净、切片,放入滚水中汆烫约2分钟,捞起备用;罗汉果撕碎,洗净。

2. 锅中倒入清水5碗煮滚,放入猪瘦肉片、罗汉果,盖上锅盖,移入蒸锅内蒸约2小时即可。

【免疫贴士】

罗汉果含有大量维生素、矿物质,具有改善血液循环的效果。味甘、芳香的罗汉果,可用来抑制喉痛、声音沙哑及咳嗽,具有润肺清血、止咳化痰等功效,能治疗慢性支气管炎、扁桃腺炎、胃炎、百日咳等,更具有整肠健胃的功效。罗汉果实经过加工后变为深褐色,滋味非常甘甜,几乎不含热量,可以制成养生药膳经常使用。

【膳食功效】

这道汤能镇痛消炎,改善咽喉干燥,抑制喉痛,也有助于改善气喘患者的体质。

◆◆ 猪皮蹄筋大枣汤 ◆◆

【材料】

猪皮100克,大枣10枚,猪蹄筋15克。

【制用方法】

将猪皮洗净切块,大枣去核,猪蹄筋先用清水泡软,几味共煮。待猪皮、蹄筋熟后，即可饮汤食皮、筋。

【免疫贴士】

猪皮有滋阴补虚、养血益气之功效，可用于治疗心烦、咽痛、贫血及各种出血性疾病。

【膳食功效】

这道汤可以益气养血、止血强筋，适用于慢性贫血、白细胞减低、血友病等。

❖ 鳝鱼豆腐汤 ❖

【材料】

鳝鱼150克，豆腐200克。

【制用方法】

鳝鱼与豆腐共煮，加少许盐、味精，饮汤食鳝鱼、豆腐。

【免疫贴士】

鳝鱼具有益气血、补肝肾、强筋骨、祛风湿之功效，主治虚劳、疳积、阳痿、腰痛、腰膝酸软、风寒湿痹、久痢脓血、痔瘘、臁疮。

【膳食功效】

本品补脾胃、益气血，可治疗口渴多饮、小便频多、多食易饥、糖尿病之三多症。

❖ 龟肉鱼鳔汤 ❖

【材料】

龟肉100～150克，鱼鳔15～30克。

【制用方法】

龟肉切块与鱼鳔共煮，加盐少许调味，熟后饮汤食肉和鱼鳔。

【免疫贴士】

鱼鳔具有补肝肾、养血止血、散瘀消肿之功效，常用于肾虚遗精、腰膝无力、腰痛、眩晕耳鸣、血虚筋挛、再生障碍性贫血、瘘管、慢性溃疡、痔疮。

【膳食功效】

本品益气、补肾、养血、柔肝，用于治疗高血压、眩晕、脏躁等病辨证属肝肾不足、血虚动风者，亦可用于肠风痔瘘下血所致血虚者。

❖ 胡萝卜大枣百合汤 ❖

【材料】

胡萝卜100克，大米10克，百合10克。

【制用方法】

将胡萝卜洗净切块与大枣、百合共放砂锅中加水煮熟。饮汤，食胡萝卜、百合、大枣。

【免疫贴士】

百合鲜花含芳香油，鳞茎含丰富淀粉，是一种名贵食品；亦作药用，有润肺止咳、清热、安神和利尿等功效。

【膳食功效】

本品可以补气养阴、润肺止咳，适用于慢性支气管炎、久咳痰少、咽干口燥、乏力自汗等。

❖ 桑椹冰糖汤 ❖

【材料】

鲜桑椹50~75克，冰糖适量。

【制用方法】

洗净用清水煎煮,加入冰糖适量,取汤饮用。

【免疫贴士】

桑椹性寒、味甘,功能补肝益肾、滋阴养血,主治眩晕耳鸣、心悸失眠、肠燥便秘等。

【膳食功效】

本品可滋阴养血、润燥通便,适用于肝肾阴虚所致的健忘、失眠、头晕、便秘等。

❖ 雪梨百合汤 ❖

【材料】

雪梨1枚,百合25克,冰糖20克。

【制用方法】

先将百合浸泡一夜,连汤倒入锅内煎煮30分钟,将梨削皮切块和冰糖一起放入百合汤内,再煮30分钟服用。

【免疫贴士】

雪梨味甘性寒,含苹果酸、柠檬酸、维生素、胡萝卜素等,具生津润燥、清热化痰之功效,特别适合秋天食用。

【膳食功效】

本品可滋阴、润肺、止咳,适用于肺结核、慢性支气管炎等,属肺阴虚之干咳痰少、久咳不愈者。

❖ 柚子鸡肉汤 ❖

【材料】

柚子1个,母鸡1只(约1000克)。

【制用方法】

柚子去皮留肉，鸡宰杀后，洗净，将柚子肉放入鸡肚内，置盆内，隔水蒸熟，即可食鸡饮汤。每3日食1只鸡，连服3只为1个疗程。

【免疫贴士】

柚子味甘、酸，性寒，有健胃化食、下气消痰、轻身悦色等功用，可以降血糖、降血脂、减肥、美肤养容。

【膳食功效】

本品可祛痰止咳、补气益肺，适用于慢性支气管炎属痰浊壅肺者，症见咳嗽痰多、痰白而稀、神疲乏力等。

鸽肉银耳汤

【材料】

白鸽1只，银耳15克。

【制用方法】

白鸽去内脏洗净，放砂锅中加水煮，后放银耳，肉熟后取汤饮用。

【免疫贴士】

鸽肉不但营养丰富，且还有一定的保健功效，可以补肝壮肾、益气补血、清热解毒、生津止渴等。

【膳食功效】

本品可滋阴润燥，适用于糖尿病口渴多饮。

❖ 黑豆腐皮汤 ❖

【材料】

黑豆30克，豆腐皮30克。

【制用方法】

黑豆洗净，加清水煮；待黑豆熟后，加入切好的豆皮丝及少量调味品，饮汤食豆皮、黑豆。

【免疫贴士】

黑豆性平，味甘，归心、脾、肾经，可祛风除湿、调中下气、活血、解毒、利尿、明目。

【膳食功效】

本品可滋阴益气，适用于糖尿病患者属阴虚有热者。

❖ 芹菜淡枣汤 ❖

【材料】

芹菜150~200克，淡菜9克，红枣10枚。

【制用方法】

3味共煎汤服用。

【免疫贴士】

芹菜味甘、苦，性凉，归肺、胃、肝经，有平肝降压、镇静安神、利尿消肿、防癌抗癌、养血补虚之功效，可辅助治疗高血压、眩晕头痛、面红耳赤、血淋、痈肿等症。

【膳食功效】

本品可滋肾柔肝、养阴清热，适用于高血压患者属肝肾阴血不足、虚火上扰所致的头晕、目眩、失眠、多梦。

清汤鸽蛋

【材料】

鸽蛋10个，芦笋10条，熟火腿6片，水发香菇25克，味精6克，精盐7.5克，清汤1000克。

【制用方法】

1. 将鸽蛋洗净放在碗内，加入冷水，上屉蒸熟取出，剥去壳，盛在汤碗内，加入清汤50克。芦笋功成4厘米长的段，整齐地排在碗内。香菇去蒂洗净，下开水锅氽一下，取出待用。

2. 临吃时，将鸽蛋、芦笋同时上屉蒸热取出，滗去汤汁。将鸽蛋和芦笋相拼放入汤碗内，然后将香菇面向上覆在汤碗的四周，火腿片覆盖在鸽蛋、芦笋的中间，加入味精、精盐，倾入沸清汤即成。

【免疫贴士】

鸽蛋是家鸽或野鸽所产的卵，是营养比较丰富的蛋类，蛋白质含量达10%，钙与铁等矿物质含量比其它蛋品多，煮熟后鲜嫩味美。鸽蛋对人体有较好的补益作用，是一种理想的滋补强壮品。

【膳食功效】

本品补益肾气，解疮毒、痘毒，适于肾气不足的记忆力减退、腰膝酸软、疲乏无力、心悸头晕等症。在麻疹流行时期，每日服鸽蛋2个，连服5日，能起预防作用。

❖ 清汤燕窝 ❖

【材料】

燕窝 75 克,鸡汤 1000 克,精盐 5 克,味精适量。

【制用方法】

1. 取燕窝放入容器内,用 50℃温水浸泡至松软时,用镊子摘去绒毛杂质,捞出用清水洗净,沥干水分,盛到炖盅内,加入沸水,待其胀发。

2. 将发好的燕窝盛在汤碗内,加入鸡汤、精盐、味精,上屉蒸 1 小时左右,取出便成。

【免疫贴士】

燕窝也称燕菜,它是栖息于热带沿海岛屿的金丝燕所筑的巢窝。燕窝含有丰富的蛋白质,还有较多的磷、铁等矿物质,是名贵的烹饪原料,也是体虚病人的优良滋补品。

【膳食功效】

这道汤滋阴清热,补益脾胃,适宜肺结核、潮热、盗汗、干咳少痰以及胃阴虚所致的噎膈反胃、气虚自汗等症的患者食用。

❖ 猪肝菠菜汤 ❖

【材料】

猪肝 100 克,菠菜 150~200 克。

【制用方法】

1. 把猪肝切成小薄片,菠菜切成 2 厘米长的段。

2. 锅内放入清汤,汤烧开后把猪肝、菠菜倒入,加上少许精盐、花椒水、味精;待汤烧开时,把猪肝、菠菜捞在碗内,撇净汤内浮沫,淋上少许香油,浇在碗内即成。

【免疫贴士】

菠菜富含铁质,有较好的生血止血作用,猪肝能补肝养血。两者同用,对各种贫血症有很好的滋补食疗作用。

【膳食功效】

这道汤可养血明目,适用于肝阴肝血不足所致的夜盲症及各种贫血。

❖ 木香猪心汤 ❖

【材料】

猪心1只,香叶子树根皮20克,木香25克。

【制用方法】

将上2味药放入猪心中,放陶罐内盖好,隔水蒸1小时,吃肉喝汤,连服7天。

【免疫贴士】

木香可行气止痛、健脾消食,用于胸胁、脘腹胀痛、泻痢后重、食积不消、不思饮食。

【膳食功效】

这道汤行气补心,适用于心慌胸闷、心前区不适等各种类型的心脏病。患者可作为补益之剂常服。

第四节 保健茶饮

保健茶通常是利用一种或数种中药材,加水冲泡,再放入适量冰糖搅拌,直接饮用,可有效消除倦怠和疲劳,提高细胞抗氧化的能力。一般来说,性味较苦的茶饮都是放凉了再喝;性味较甘甜的茶饮,则热饮或冷饮皆可;春夏季以冷饮为主,可消暑降火、保健美容;秋冬季则以温热饮用为主,可防止疾病的发生。

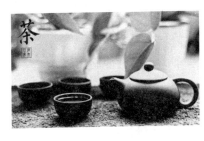

◆ 清咽双花饮 ◆

【材料】

金银花、桔梗花各15克,板蓝根20克,杭菊花、麦门冬各10克,甘草3克,茶叶6克。

【调味料】

冰糖6克。

【制用方法】

1. 所有材料均放入研磨器中,磨成粗末状,再以纱布袋分装成3包。

2. 取其中一包放入锅中,冲入1000克滚水,盖上锅盖,以小火煮约10分钟,或以浸焖方式焖约15分钟;饮用前加入冰糖,调拌至冰糖溶化即可。

3. 另外 2 包亦以同样的方式泡制，日饮一包，生津止渴。

【免疫贴士】

板蓝根具有清热、解毒、凉血的功效，其中以解毒、利咽最为有效。此外，板蓝根能有效抑制病毒，具有预防疾病的功效。

【膳食功效】

此道茶饮香气清新，并有清热解毒之效，对于肺燥咳嗽、肝火旺盛、眼睛红肿刺痛和腰背酸痛者均有疗效，对上呼吸道感染或细菌感染有抑制作用，也是降血压的辅助良方。

黄芪防感冒茶

【材料】

黄芪 20 克，红枣、枸杞各 12 克。

【制用方法】

所有材料均放入锅中，冲入适量滚水略焖约 15 分钟即可。

【免疫贴士】

枸杞性平、味甘，内含烟酸、钙、铁、磷等物质，在促进人体血液循环、防止动脉硬化和预防肝脏内脂肪沉积的同时，还有消除疲劳、促进体内新陈代谢、防止老化的作用。

【膳食功效】

黄芪防感冒茶主要利用黄芪增强免疫力、预防感冒的功效，加入红枣、枸杞以保护肝脏、肾脏，防止细胞老化。此茶喝起来香甜可口，经常饮用可保持健康。

润肺金菊茶

【材料】

金银花、菊花各 15 克，桑叶 20 克，薄荷、甘草各 3 克。

【制用方法】

所有材料均放入锅中，冲入滚水略焖约 15 分钟即可倒出饮用。

【免疫贴士】

菊花不仅适于观赏，更是一种很好的保健食材。久服菊花能益寿延年，还具有养肝、明目、散风、清热的功效。拿菊花来制作茶饮，既能清心退火，也能品尝到不同的饮品风味。

【膳食功效】

此道茶饮有镇定安神、治疗感冒、咳嗽的作用，并可消除胃部胀气、消化不良、咽喉肿痛等症状，有祛风散热、消除头痛、明目养肝的功效。

玉屏风散免疫汤

【材料】

黄芪 24 克，板蓝根 12 克，金银花、蒲公英、防风、白术各 8 克。

【制用方法】

所有材料均放入锅中，加入 1000 克清水以大火煮滚，再转小火续煮约 20 分钟即可。

【免疫贴士】

金银花具有抗菌作用，对金黄色葡萄球菌、痢疾杆菌等致病菌有较强的抑制作用，能预防流感病毒及霉菌的侵入，对身体发热、发炎也有明显疗效。

【膳食功效】

这道茶饮健脾益气、润肺清火，对于容易感冒、面色苍白、脾胃虚弱、排便不畅的人，具有调理的作用。

◆ 黄芪白术茶饮 ◆

【材料】

黄芪24克，防风、白术各8克。

【制用方法】

所有材料均放入锅中，加入1000克清水以大火煮滚，再转小火续煮约20分钟即可。

【免疫贴士】

黄芪含有黄酮类多糖体及多种氨基酸，可促进细胞内部合成抗体、增强免疫力，并可有效改善气虚症状、降低血糖、提高白细胞对病毒产生干扰素的功能，避免感冒病毒的侵入。

【膳食功效】

此茶饮能补中益气、增加自身免疫功能，经常饮用，可降低血糖，预防心肌梗塞、慢性肾炎，兼有润燥作用，避免感冒。

◆ 宣扶益气汤 ◆

【材料】

沙参、板蓝根、金银花各12克，枸杞、薄荷、菊花各8克。

【制用方法】

锅中放入6碗水及沙参、板蓝根、金银花及枸杞以大火煮滚，再以小火续煮约 15 分钟，放入薄荷及菊花略拌至香味溢出即可。

【免疫贴士】

薄荷的叶片性凉味辛，有宣散风热、清心醒脑和消疹的功效，对于风热感冒、头痛、胃胀及胸闷皆有极好的疗效。薄荷还能促进发汗、消化和舒缓肌肉疼痛，可治疗感冒所引发的头痛、咳嗽及身体发热，有助身体早日康复。

【膳食功效】

板蓝根和金银花皆可清热解毒、调节身体机能、增强免疫力，加入沙参、菊花和薄荷等制成益气汤，具有宣散、解毒的功效。

黄芪甘草茶

【材料】

红枣 20 克，甘草 5 克，黄芪 10 克，开水 100 克。

【制用方法】

将红枣、甘草、黄芪放入杯中冲入开水，盖上盖子略焖约 10 分钟，至味道释出，滋味会更为甘浓。

【免疫贴士】

甘草味道甘甜，具有清热解毒、抗菌消炎、预防感冒等作用。可舒缓胃及十二指肠溃疡，及增加身体的抗菌能力。

【膳食功效】

黄芪、甘草皆具有补充元气及增加细胞免疫力的功能，可清热解毒、抵抗病毒、全面提升自身免疫能力，在抗老化、加强细胞新陈代谢方面也有显著作用。

❖ 贯仲消炎茶 ❖

【材料】

贯仲 15 克，茯苓、怀山各 3 克，冰糖适量。

【制用方法】

贯仲、茯苓、怀山、冰糖均放入容器中，冲入 1000 克的滚水，加盖焖约 10 分钟，即可饮用。

【免疫贴士】

茯苓味甘性平，具有健脾的作用，对于脾虚而产生的痰症，有标本兼顾的治疗功效。此外，茯苓能泻能补，因此，胃虚寒所引起的水肿、小便不畅者适宜饮用。

【膳食功效】

贯仲消炎茶有发汗、解毒的功效，可增加自身抵抗病毒和消除炎症的能力，对防治流行性感冒疗效甚佳。

❖ 参芪益气茶 ❖

【材料】

黄芪、党参各 20 克，枸杞 10 克，甘草 2 片。

【制用方法】

锅中放入 8 碗水及所有材料，以大火煮滚，改小火煮至剩下 4 碗水即可。

【免疫贴士】

党参可使红细胞增加、白细胞减少，除了补气之外，还具有活血、滋阴强身的功效，且补而不燥，因此被广泛运用。经常饮用党参茶可滋润养颜、生津降火,对保护肝肾及心脏功能有显著功效,能达到精神饱满、增强免疫力、强身健体的目的。

【膳食功效】

此益气茶可以增进元气,滋养肺肾虚弱,有效预防呼吸道的感染,全面提升免疫力。

❖ 小青龙汤 ❖

【材料】

半夏 24 克,麻黄、芍药、桂枝、细辛、五味子、甘草、干姜各 12 克。

【制用方法】

所有材料均放入锅中,加入适量的水,以大火煮滚,再以小火焖煮至水量减少一半即可;去掉渣滓,取汤汁饮用。

【免疫贴士】

五味子性温、味酸,具有滋养生津的作用,是一味常用补药。由于五味子可直接滋补五脏,所以可治五脏虚弱所致的一些病症,对于久咳不愈、干咳声哑、气短喘息等症也有缓解的作用。

【膳食功效】

小青龙汤可用于防治外感风寒、肺弱而引起的咳喘,能缓解鼻腔发炎的症状。

❖ 冬虫夏草养生饮 ❖

【材料】

冬虫夏草 1 支,冰糖 20 克,水 1.5 碗。

【制用方法】

所有材料均放入电锅内,放入 1 杯水,按下开关,待开关跳起,即可。

【免疫贴士】

冬虫夏草性平、味甘、气香、无毒,可增强骨髓造血,加速脾核酸和蛋白质更新,以促进脱氧核糖核酸合成等,有利脾细胞的分裂及增殖,具有增强自身免疫功能的作用。

【膳食功效】

冬虫夏草养生饮入肺胃经,具有强壮滋养、止咳喘等功效,常用于病后体弱、头晕、呼吸系统衰弱等症,可增强人体抵抗力和免疫功能。

❖ 生姜红枣糖饮 ❖

【材料】

老姜片 150 克,红枣 12 颗,红糖适量。

【制用方法】

1. 红枣洗净,泡软,去核备用。

2. 所有材料均放入锅中,以大火煮滚,改小火熬煮约 30 分钟即可,要趁热饮才见功效。

【免疫贴士】

姜具有强烈的辛辣气味,向来被中医认定为"风邪"的克星,能驱走轻微的感冒、咳嗽、发烧、咽喉痛、头痛。姜的辣味愈强,效果愈好。

【膳食功效】

此道茶饮可以促进血液循环、温肺止咳、预防感冒，感冒初期服用能刺激排汗，让身体暖和，抵抗病毒的侵袭，加速病体痊愈。

❖ 红参麦冬五味子饮 ❖

【材料】

红参10克，麦冬10克，五味子3克，白糖适量。

【制用方法】

红参蒸半小时，趁热切成片，与麦冬、五味子同入锅内，加水煮沸后改小火煮取浓汁，调入白糖。

【免疫贴士】

红参是参的熟用品，其加工方法是经过浸润、清洗、分选、蒸制、晾晒、烘干等工序加工而成。红参在蒸制过程中，因为热处理会发生化学反应，成分上发生变化，红参具有补气、滋阴、益血、生津、强心、健胃、镇静等作用。

【膳食功效】

红参麦冬五味子饮可以益气敛津、生脉固脱，适用于暑伤气津、气虚欲脱、汗出不止等症。

❖ 银花甘草水煎茶 ❖

【材料】

银花30克，甘草4克

【制用方法】

将银花、甘草放入茶杯中，沸水冲泡，代茶饮。

【免疫贴士】

甘草补脾益气、清热解毒、祛痰止咳、缓急止痛、调和诸药，用于脾胃虚弱，倦怠乏力，心悸气短，咳嗽痰多，脘腹、四肢挛急疼痛，痈肿疮毒，缓解药物毒性、烈性。

【膳食功效】

此茶饮适用于预防流行性乙脑、流脑。

◆ 藿香生姜红糖水 ◆

【材料】

藿香10克，生姜5克，红糖适量。

【制用方法】

将藿香、生姜水煎取汁，调入红糖。分2~3次饮，1天量。

【免疫贴士】

藿香可化湿醒脾、辟秽和中、解暑、发表，用于湿阻脾胃、脘腹胀满、湿温初起、呕吐、泄泻、暑湿、发热恶寒、恶寒发热、胸脘满闷等症。

【膳食功效】

此茶饮可以化湿和中、解表散寒，适用于暑天感受风寒、头痛鼻塞、胸满恶心、呕吐等症。

◆ 核桃枣姜橘皮饮 ◆

【材料】

大枣10枚，生姜5片，橘皮10克，核桃肉5枚，红糖适量。

【制用方法】

将核桃肉切碎，与诸味共煎30分钟，后加入红糖即可。每日

1剂，热饮，连饮3天。

【免疫贴士】

橘皮可理气健脾、燥湿化痰，用于脘腹胀满、食少吐泻、咳嗽痰多。

【膳食功效】

核桃枣姜橘皮饮可以祛风散寒、益气解表，适用于体虚感冒者。

桑菊薄荷甘草饮

【材料】

桑叶、菊花、薄荷、甘草各等量。

【制用方法】

将原料切碎混合后，适量开水冲泡即可服用。

【免疫贴士】

桑叶具有疏散风热、清肺润燥、平肝明目、凉血止血的功效，可治疗风热感冒，温病初起，肺热咳嗽，肝阳上亢眩晕，目赤昏花，血热妄行之咳血、吐血。

【膳食功效】

桑菊薄荷甘草饮对风热型感冒效果良好。

益气生津六味饮

【材料】

百合10克，大枣10枚，山药15克，茯苓10克，太子参10克，藕100克，白糖少许。

【制用方法】

山药、茯苓、太子参（泡发后）、藕切片，大枣去核，与百合同入锅内,加水适量,沸后小火煮半小时,去渣取汁,加白糖调匀,代茶饮用。

【免疫贴士】

茯苓利水渗湿、健脾、宁心,用于水肿尿少、痰饮眩悸、脾虚食少、便溏泄泻、心神不安、惊悸失眠。

【膳食功效】

此道茶饮益气生津、滋肺补脾,适用于咳嗽痰中带血丝,或食少、大便不实等症。

❖ 麦沙百合冰糖饮 ❖

【材料】

麦冬 20 克,北沙参、百合各 30 克,冰糖 50 克。

【制用方法】

上 4 味同煎,去渣取汁。每日分 3 次饮。

【免疫贴士】

麦冬功能主治为养阴生津、润肺止咳,用于肺胃阴虚之津少口渴、干咳咯血,心阴不足之心悸易惊及热病后期热伤津液等症。

【膳食功效】

麦沙百合冰糖饮可以润肺止咳、益胃生津,适用于肺胃阴伤、干咳少痰、口渴咽干。

❖ 苋菜荸荠冰糖饮 ❖

【材料】

鲜荸荠 250 克,苋菜 50 克,冰糖适量。

【制用方法】

荸荠去皮,苋菜洗净同入锅内,加冰糖适量,煮30分钟。饮汤食荸荠,不拘时,少量频服。

【免疫贴士】

鲜荸荠具有清热止渴、利湿化痰、降血压之功效,常用于热病伤津烦渴、咽喉肿痛、口腔炎、湿热黄疸、高血压病、小便不利、麻疹、肺热咳嗽、痔疮出血等。

【膳食功效】

苋菜荸荠冰糖饮凉血解毒,适用于"乙脑"高热头痛、抽搐昏迷、颈项强直、角弓反张等症。

灵芝薄荷菊花茶

【材料】

灵芝2克,薄荷、菊花各5克,白糖适量。

【制用方法】

薄荷切段,灵芝切片。灵芝水煮沸5分钟后,下菊花、白糖同煮3分钟,最后加薄荷,再共煮2分钟,去渣取汁,代茶饮。

【免疫贴士】

灵芝具有补气安神、止咳平喘的功效,主治心神不宁、失眠、惊悸、咳喘痰多、虚劳症等。

【膳食功效】

灵芝薄荷菊花茶补脑益智,适用于夏季烦热、气虚烦劳、头痛目赤、咽喉肿痛。

西红柿茎枝叶汤

【材料】

西红柿茎、枝、叶共 500 克，水 1000~2000 毫升。

【制用方法】

将茎、枝、叶洗净，加水煮 3 小时，纱布过滤，取汁。每次 60~80 毫升，每日 6~8 次，日夜连服。

【免疫贴士】

西红柿茎、枝、叶带有一些纯天然的抗生素，有很优异的抑菌消炎功效，能抑止人体内多种多样病原菌的特异性。

【膳食功效】

此道茶饮清热解毒治痢，适用于细菌性痢疾。

红枣核桃紫苏煎

【材料】

红枣 7 枚，核桃 3 枚，紫苏 5 克。

【制用方法】

核桃烧熟取仁，与另两味同煎。每日 1 剂，日饮 2 次。

【免疫贴士】

紫苏叶解表散寒、行气和胃，有镇痛、镇静、解毒作用，可治感冒。

【膳食功效】

此道茶饮温中散寒、驱风透表，适用于风寒性感冒。

麦冬枸杞五味茶

【材料】

麦冬 30 克,枸杞 30 克,五味子 20 克,白糖适量。

【制用方法】

上 3 味加水共煮,去渣取汁,待用。每次饮用时调入白糖,随时代茶徐饮。

【免疫贴士】

麦冬功能主治为养阴生津、润肺止咳,用于肺胃阴虚之津少口渴、干咳咯血,心阴不足之心悸易惊及热病后期热伤津液等症。

【膳食功效】

麦冬枸杞五味茶滋阴补虚、宁心安神,适用于体质虚弱、羸弱多病、心烦不眠,能提高机体免疫功能。

加味香薷感冒饮

【材料】

香薷 7 克,金银花 10 克,滑石 5 克,薏苡仁 15 克,扁豆花、丝瓜花各 6 克。

【制用方法】

先煎香薷、滑石、薏苡仁,后下金银花、扁豆花、丝瓜花,去渣,取汁。代茶徐饮。

【免疫贴士】

香薷能发汗解表、化湿和中、利水消肿,主治夏月感寒饮冷、头痛发热、恶寒无汗、胸痞腹痛、呕吐腹泻等症。

【膳食功效】

本道茶饮适用于头痛、全身酸痛、无汗、恶寒发热、心烦口渴、小便短赤等症。

百合沙参银耳茶

【材料】

沙参5克,百合5克,银耳3克,茶叶5叶,冰糖30克。

【制用方法】

将银耳泡发后,切成小块,与沙参、百合、冰糖入锅中煎煮,待银耳煮烂时,加入茶叶。代茶饮。

【免疫贴士】

沙参无毒,甘而微苦,可滋补、祛寒热、清肺止咳,也有治疗心脾痛、头痛、妇女白带之效,主治气管炎、百日咳、肺热咳嗽、咯痰黄稠等。

【膳食功效】

百合沙参银耳茶润肺化痰、益胃消食,适用于肺炎咳喘、头目昏痛、多睡好眠、口渴等症。

山药片益气饮

【材料】

山药120克,白糖适量。

【制用方法】

山药切成薄片,放锅内,加适量水,大火烧沸后,改小火煮约半小时,取汁。待汁稍凉,加白糖搅匀,代茶随意饮服。

【免疫贴士】

山药健脾、补肺、固肾、益精，可治脾虚泄泻、久痢、虚劳咳嗽、消渴、小便频数等。

【膳食功效】

山药片益气饮润肺补脾、益肾固肠，适用于脾肾两虚的小便不利、大便溏泻等。

❖ 太子参酸梅汤 ❖

【材料】

山楂15克，乌梅15克，太子参10克，甘草5克，冰糖适量。

【制用方法】

将前4味水煎汤浓，加糖，代茶饮。

【免疫贴士】

乌梅具有敛肺、涩肠、生津、安蛔之功效，常用于肺虚久咳、久泻久痢、虚热消渴、蛔厥呕吐腹痛。

【膳食功效】

此道茶饮可以益气生津、消食健胃，适用于夏季伤暑、耗气伤津、口渴、乏力等症。

❖ 老丝瓜速溶饮 ❖

【材料】

经霜老丝瓜1条，白糖500克。

【制用方法】

将丝瓜去子切碎，加适量水，煎煮1小时，去渣，小火浓缩水将干时停火，拌入白糖粉，洗净煎液，晒干，压碎，装瓶；每服 10 克，沸水冲化，代茶饮。

【免疫贴士】

丝瓜皮能退火毒，消热肿；丝瓜瓤能清热化痰，通经活络；丝瓜籽能退热降火，而丝瓜经霜后清凉的药性更强。

【膳食功效】

此道茶饮可以清热解毒，适用于急慢性咽炎、喉炎、扁桃腺炎等。

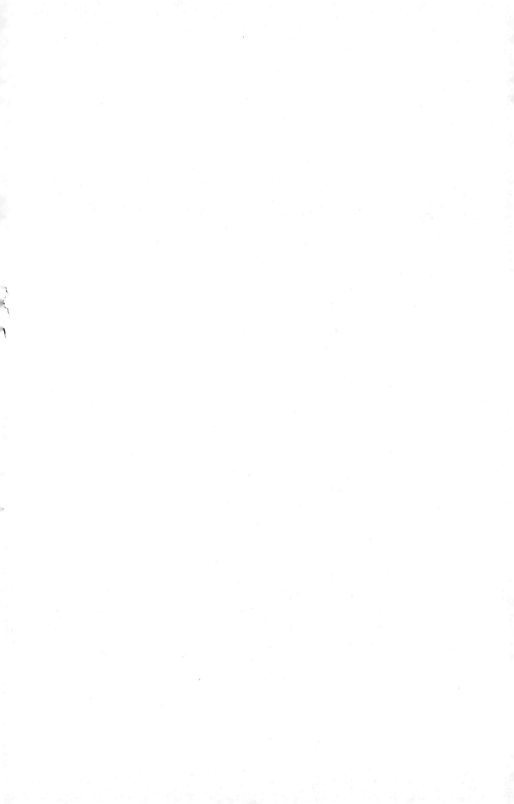